# 抑郁症

## 典型病例

## 临床谈经

栗喜仁　栗高升　编著

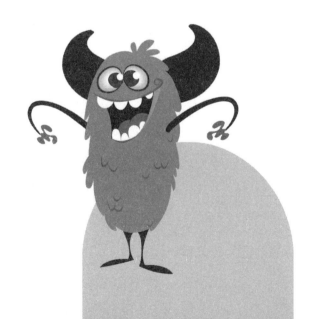

中原农民出版社

·郑州·

**图书在版编目（CIP）数据**

抑郁症典型病例临床谈经／栗喜仁，栗高升编著. — 郑州：中原农民出版社，2023.11

ISBN 978-7-5542-2753-4

Ⅰ. ①抑… Ⅱ. ①栗… ②栗… Ⅲ. ①抑郁症-病案 Ⅳ. ①R749. 4

中国国家版本馆 CIP 数据核字（2023）第 197105 号

**抑郁症典型病例临床谈经**
YIYUZHENG DIANXING BINGLI LINCHUANG TANJING

出 版 人：刘宏伟
策划编辑：段敬杰
责任编辑：柴延红
责任校对：王艳红
责任印制：孙 瑞
装帧设计：杨 柳

出版发行：中原农民出版社
　　　　　地址：郑州市郑东新区祥盛街 27 号　　邮编：450016
　　　　　电话：0371-65788199
经　　销：全国新华书店
印　　刷：河南瑞之光印刷股份有限公司
开　　本：787 mm×1092 mm　　1/16
印　　张：7
字　　数：73 千字
版　　次：2023 年 11 月第 1 版
印　　次：2023 年 11 月第 1 次印刷
定　　价：30.00 元

如发现印装质量问题，影响阅读，请与印刷公司联系调换。

# 前　言

作为一名从事精神病临床工作 50 多年的医生，虽已退休，应该好好休息一下，但是回想起每天接诊的患者当中，半数是抑郁症且伴发躯体障碍者，想到他们发病时的痛苦，以及病愈后的幸福和欢乐，便想把这些年的临床经验总结出来，帮助患者及患者家属解除痛苦。这就是创作本书的初衷。

笔者曾著《精神病神经症癫痫病典型病例临床谈经》一书，于2009 年出版，但内容还远远达不到读者的需求，因此有必要对抑郁症及其伴发的躯体障碍的诊断和治疗进行补充。让这些知识和经验在临床工作中发挥更大的作用，使医生能及时地识别和治疗抑郁症及其伴发的躯体障碍，更好地为患者解除疾病的折磨以及控制病情复发。

抑郁症且伴发躯体障碍者，以躯体不适和各种疼痛为主要临床表现。这类患者反复陈述躯体症状，不断要求进行各种医学检查，但阴性检查结果和医生的解释又不能消除他们的疑虑。故有必要对抑郁症及其伴发的躯体障碍的诊断和治疗进行专门性的研究，以帮助打消患者心中疑虑，使他们重新回归社会，过上正常的生活。如果本书能在这方面起到一些作用，我就无比欣慰了。

　　虽从事治疗精神病临床工作 50 多年，但由于本人写作水平有限，编书时时总觉心有余而力不足，再加上编写时间仓促，书中难免有疏漏不当之处，敬请读者不吝赐教。

栗喜仁

2022 年 10 月

# 目录

# 第一章 概　述

## 一、抑郁症

抑郁症是指内源性（或称内因性）的，病因尚不十分明确的原发性精神障碍。抑郁症属于心理或精神障碍中的一种常见的疾病。

多数患者发病较早，青少年期就可发病，而更年期后至80岁又是一个发病高峰。典型的抑郁症，有发作性特点，持续3~6个月。老年人病程长，可延长至1年左右，发作可自行缓解，一生中有数次发作史，老年抑郁症发作更加频繁。青少年期发病者，常有家族史。家族遗传中，血缘关系越亲近，同病率越高。在一级亲属中的发病率比一般人群中高1.5~2.5倍。从对双生子的研究中得知，单卵双生子抑郁症的同病率可达到50%。抑郁症发作时，一般症状较重，常伴有精神病性症状，如疑病、自责、自罪、妄想，或其他与情绪无关的妄想等症状，而多次反复出现的自杀观念及自杀行为较为明显。一般认为约有15%的抑郁症患者死于自杀，特别是有自杀家族史的患者很容易出现自杀企图及自杀行为。在抑郁症发作的间歇期，一般不影响患者的生活。部分有青少年期抑郁症病史的患者，在十几年或几十年后再次出现抑郁症发作，才会想起既往有抑郁症病史，而这之前，一直正常地学习、工作，过着正常人的生活。部

1

分老年抑郁症患者，不仅病程长，反反复复，也常常会在间歇期或多或少地影响其正常生活。

抑郁症是一种常见的精神疾病，有高患病率、高复发率、高致死率等特点，被称为"第一心理杀手"。主要表现为情绪低落，兴趣减退，悲观，思维迟钝，做事缺乏主动性，常自责自罪，饮食、睡眠差，担心自己患有各种疾病，感到全身多处不适，严重者可出现自杀念头和自杀行为。调查显示，不同程度的抑郁症患者，有90%没有意识到自己患病。中医认为抑郁症属中医学"郁证"的范畴，亦有人认为应属"脏躁""癫证""梅核气"等。现代医学对抑郁症的诊断依据与古医籍文献记载"郁证"等有关病证进行对照，抑郁症所表现出的饮食减少、倦怠乏力、健忘等，与郁证是相符的。因此，抑郁症在古医中应隶属郁证的范畴。

抑郁症患者的心情在一天之中有不同的变化，部分患者的情绪低落具有晨重暮轻的规律，即早晨或上午症状较重，下午或晚上症状减轻。这与少阳病的发病特点相吻合，少阳为"小阳"，五行属木，阳气升发于清晨。若少阳阳气不足，升发无力，则乏力多表现为晨重暮轻；清阳升发无力，脑窍失充，加之痰浊乘虚上扰，则思维迟钝；少阳疏泄失职，情志不畅，心情低落。因此可见抑郁症的病机与胆阳不足、胆失疏泄、痰浊阻窍有关。

抑郁症经过系统的药物治疗及心理治疗，积极调整心态、规律生活，大都可以获得痊愈。所以抑郁症不可怕，也不难治。抑郁症常常被形容为心理上的"感冒"，因此通过药物治疗改善患者的抑郁情绪，通过积极的心理治疗、自我心理调适等增强患者的心理免疫力，可以让抑郁症患者的心理变得更加强大，更加自信。

## 二、抑郁状态

抑郁状态，又称抑郁综合征，属于继发性抑郁，是由特定原因引起的心理反应。多发于慢性躯体疾病的抑郁状态，经常与焦虑并发，属于适应性障碍，也可以继发于其他精神创伤之后。

抑郁状态不仅起病原因明确，一般在精神创伤发生后的1~2月内发生，在抑郁内容方面也常常反映出精神创伤的表现。如果是由慢性疾病引起的抑郁，抑郁内容表现的多是"病治不好了""没办法活下去"等；如果是因为子女意外丧生的不幸事件引起的抑郁反应，抑郁内容就是关于孩子的事，如孩子是个如何完美的孩子，没想到会遭遇如此的不幸，孩子对自己的孝心……不如随孩子而去！

抑郁状态多数在老年人群中发生，老年人对精神创伤的承受能力明显下降，因此很容易在不利的生活事件的基础上发生抑郁状态。

一般来说，抑郁状态的症状不典型，多数表现为轻中度，往往不伴有精神症状。患者有时会有轻生观念，但多数患者没有自杀企图和自杀行为，所以，常听到抑郁状态的老人谈到死，说的是"不如早点病死算了"，但是并不想用自杀行为结束自己的生命，而且还常常有怕死的念头。

抑郁状态临床表现为心烦、易激惹、爱发脾气、爱抱怨别人，迁怒别人，克制自己情绪的能力下降，情绪不稳定，情绪低落，高兴不起来，以自我为中心，对别人要求过多及过高，不关心别人（包括自己的家人在内）等。

抑郁状态家族史者较少见，常以一定的性格特点为基础，其特点为内向、胆小、易焦虑紧张、思虑问题较细、较多，办事认真又比较谨慎、要强、自尊心强者较多。

综上所述，抑郁症是病因不明确的精神疾病；而抑郁状态是病因明确的发生于精神创伤之后的心理反应。抑郁状态比抑郁症的临床症状轻，自杀行为少见，药物治疗及心理治疗疗效较好，反复发作者较少。

# 第二章 抑郁症病因与临床表现

抑郁症常见的临床表现有睡眠障碍、食欲减退、疲乏无力、周身不适、躯体疼痛、胃肠功能紊乱以及性欲减退等。

## 第一节 抑郁症主要病因病理

抑郁症的根本原因还是由于患者心理问题所致。由于当今社会人们的生活节奏加快，长期积累的心理压力，造成抑郁症患者越来越多。有很多人认为抑郁症是不可告人的一种疾病，以至于不愿意承认自己患有抑郁症。

### 一、抑郁症的主要病因

#### 1. 遗传因素

对细胞遗传学、分子遗传学和临床资料的不断研究，进一步证实了在精神分裂症和躁狂抑郁症的发病中，遗传因素具有明显的作用。例如祁曙光、陈德沂、姜厚璧，应用家族史法对108例单相抑郁症患者研究结果得出：在一级亲属中，单相抑郁症的患病率为4.1%,有单相抑郁症阳性家族史者占25%（27例），双亲之一患单相抑郁症其子代患同病的风险为75%。结论：单相抑郁具有明显的遗传效应。

朱丽、李泽爱发表的《母亲抑郁症子女易患精神疾病病理机制的研究进展》，以及杨福中、禹顺英等发表的《国内抑郁症遗传学研究》中均认为抑郁症的发病与遗传因素有较明显的关系。

### 2. 性格缺陷因素

性格是指每个人对待事物和处理问题的特性，性格缺陷对抑郁症的发生有一定影响。有些人孤僻寡言，心胸狭隘，胆小懦弱，缺乏情感流露，遇事爱钻牛角尖，敏感多疑，主观固执，好胜心强，待人接物感情用事，情绪易于波动，表情丰富，言谈夸张，好表现自己，喜欢哗众取宠等，中医将具有上述特征的性格称为癔症性格。这些由于性格缺陷而导致对外界刺激适应性的降低，是产生各种症状的抑郁症不可忽略的因素之一。

例如周玉萍、刘红霞等发表的《抑郁障碍与人格障碍的共病研究》，了解抑郁障碍患者中人格障碍的发生率，探讨抑郁障碍与人格障碍的共病情况。其方法为：对102例抑郁障碍患者进行人格障碍评估，并与102例正常人群对照，对抑郁障碍组进行汉密尔顿抑郁量表评定。结果：抑郁障碍组患者人格障碍的发生率为51.9%，31.4%的患者诊断为两种以上的人格障碍，显著高于对照组的14.7%；女性抑郁障碍患者人格障碍的发生率（63.5%），显著高于男性抑郁障碍患者（40.0%）；重性抑郁症与心境恶劣患者人格障碍的共病率则无统计学差异；抑郁障碍患者中最常见的人格障碍类型为回避型、消极型、强迫型及偏执型。因此得出结论：抑郁障碍患者中具有较高的人格障碍患病率，对抑郁障碍和人格障碍的共病应引起临床的高度重视。

史青、赵国庆等发表了《抑郁症患者的人格特征与抗抑郁治疗疗效的相关性研究》，研究抑郁症患者的人格特征与不同治疗方案疗效的相关性，也证实人格因素对抑郁症的影响。

### 3. 精神刺激因素

中医学理论认为，外界精神刺激能引起体内病理变化。早在《黄帝内经》中就曾描述过，例如"大惊卒恐，则气血分离，阴阳破败，经络厥绝，脉道不通。阴阳相逆，卫气稽留，经脉虚空，血气不次，乃失其常"。又说"悲哀愁忧则心动，心动则五脏六腑皆摇，摇则宗脉感，宗脉感则液道开，液道开故泣涕出焉"。如此系列病理变化后，势必会出现"失其常态"的结果。

笔者在临床研究患者起病的外在因素时，发现除少数患者未察觉外，绝大多数患者在发病前均有明显的精神刺激诱因。具体事件如失恋，恐怖的经历，亲人亡故，事业失败，吵架斗殴，失业，水灾，火灾，地震等。

抑郁症归属中医郁症的范畴。中医认为抑郁症的发生，多因被郁怒、思虑、悲哀、忧愁等七情所伤，导致肝失疏泄、脾失健运、心神失养、脏腑阴阳气血失调。病理上总不离气、血、痰、火、湿、食六郁，病位多涉及肝、心、脾、肾等脏。《灵枢·本神》中则提到"脾气虚则五脏不安"，认为本证与心、脾关系密切。

总的来说，急剧的或持久的精神创伤引起心理冲突，多种因素交织在一起，突破了机体防御能力，诱发潜伏的抑郁状态而引起发病。

## 二、抑郁症的主要病理

抑郁症的主要病理为肝失疏泄，脾失健运，心失所养及脏腑阴阳气血失调，病位主要在肝，涉及心、脾、肾诸脏。王玲玲、刘兰英等在 2003 年发表的《针灸治疗抑郁症临床思路》文中认为抑郁症病位在脑，涉及心、肝、脾、肾等脏，主要的病理变化为气机失调，导致气机郁滞，痰瘀内阻，扰及脑神，脑失调控，或病久气血精微不能上荣于脑，脑失荣养，而出现心境低落等情志症状及能力下降等表现。

## 第二节　抑郁症临床表现

### 一、综合表现

抑郁症患者日常生活中的兴趣和欢乐消失，终日忧心忡忡、愁眉苦脸、郁郁不乐、长吁短叹，生活懒散、不愿外出、不愿和周围人接触，对亲人冷漠，常独坐阴暗角落抽泣，整天卧床不起，回避社交，沉默不语，患者感到思考问题困难，工作和学习能力下降，无故发脾气、情绪低落、悲哀，有自责自罪心理。因此，抑郁症患者主要症状是活动减少、无力、易疲劳等，绝大多数抑郁症患者伴有睡眠障碍。

抑郁症患者往往是未曾开言则泪流满面、难以控制，或者情绪低落，苦恼忧伤，不能为日常喜乐之事所感动，缺乏愉快感，常有度日如年、生不如死的感觉。常见表现为心里难受、高兴不起来、不合群、亲朋好友来访淡然置之，严重者有厌世感，常说"活着没意思"，甚至产生消极自杀念头，患者常以"灰色的眼睛"来看事情。在现实生活中，只看到困难、消极的一面，对生活失去信心，总觉得自己无能；对于未来，患者认为自己前途渺茫，会一败涂地，因而悲观失望，好像自己已到尽头，唯有死亡才可以解脱，因而萌生自杀念头。大部分抑郁症患者有焦虑不安，失眠，身体任何部位的疼痛，阳痿（男性），闭经（女性），乏力，便秘，体重下降，性欲减退等。

## 二、睡眠障碍

睡眠障碍是抑郁症患者最常见的症状之一，大多数抑郁症患者有某种形式的睡眠障碍，可以表现为入睡困难、睡眠不深、易醒，典型表现为早醒。入睡困难的抑郁症患者常伴有烦躁、焦虑症状。同样，临床上也可见到少数抑郁症患者出现睡眠过多的现象。随着抑郁症患者年龄的增加，患者后半夜睡眠障碍会变得越来越严重，主诉多为早醒和醒后很难再入睡。患者经常在睡梦中醒来，思绪万千，感情陷入悲哀中无法自拔。失眠的严重程度与抑郁症的严重程度有直接关系。当患者病情严重时，睡眠时间极度缩短，但白天并无明显困意，只感到极度疲劳和失落感。这是因为患者觉醒水平增高，即使白天入睡也较困难。有些抑郁症患者会有睡眠感缺失，即同宿的人认为患者睡得很好，但患者本人却认为自己一点儿也没有睡着，临床上把这种情况称为主观性失眠。催眠药物对这些患者又常常无效，最后可能会因绝望而发生自杀行为。

### 三、恐惧、不安或紧张

一些中老年抑郁症患者，会感到恐惧不安、紧张、焦虑、害怕、心烦、心慌、胸闷、出汗、尿频、坐卧不宁等表现，常一人独处，不愿见人，反复担心自己的病治不好。

### 四、发病与性别的关系

男性和女性抑郁症的患病率是有差别的，一般来说，女性抑郁症患病率高于男性。根据流行病学调查，女性抑郁症的患病率几乎是男性的2倍。性别差异的原因可能与性激素、心理社会应激能力以及应对模式等有关。另外，女性分娩后由于内分泌影响也容易引起抑郁发作，故女性抑郁症的患病率较高。但女性抑郁症患者的自杀死亡率低，虽然男性抑郁症患病率低，但是自杀死亡率高。

更年期抑郁症主要是由于雌激素和雄激素分泌变化导致，男性常发生于55~65岁，女性发生于45~55岁。主要表现为情绪低落，思维迟缓，意志减退等。可通过以下方法缓解：①多交流。多与身边的家人、朋友交流，诉说自己的想法，排解不良情绪，不要压抑自己的情绪。②多运动。每周进行1~2次有氧运动，比如跑步、瑜伽、游泳、慢走等运动。③培养个人兴趣爱好。比如看书、做手工、画画等，可以很好地转移注意力，避免过多地把精力放在自己疾病上。④心理治疗。专业的心理治疗有很好的治疗效果。⑤药物治疗。在专业医生指导下服用抗抑郁及抗焦虑药物等对症治疗。

## 五、居丧反应

一般人认为居丧就是丧偶，其实不然。从广义上来说，人类丧失亲人后，产生悲恸的情感反应叫居丧反应，居丧就是亲人去世之后处于一种丧失感的状态。丧偶、丧子女、丧父母等，只要是自己的亲人去世就会产生丧失感，这些都是居丧反应。

居丧反应也可以诱发抑郁症，二者关系较密切，因此需要进行鉴别。居丧反应可以出现与抑郁症相似的症状，但居丧反应一般以单纯的悲伤、悲哀为主要表现，无明显抑郁症时泛化的自责、强烈的无价值感、明显的精神运动性迟滞、晨重暮轻、早醒等表现，持续时间较为短暂，随着环境改变和自己认识的转变抑郁反应会逐渐缓解，对个人的社会功能影响也较小。

## 六、躯体症状

常见的躯体症状有全身疼痛不适、睡眠紊乱、乏力或精力减退、食欲下降、体重减轻、性功能减退等。

### 1. 非特异性躯体症状

主要出现头晕头痛，心慌、胸闷、气短，身体部位的疼痛、麻木，肌肉跳动或抽动，胸前区疼痛，尿频、尿急，肌肉酸胀难忍等症状。有部分抑郁症患者以此类症状作为主诉，反复于医院就诊，被诊断为自主神经功能紊乱。

### 2. 性欲减退

性欲减退在抑郁症患者中相当常见，对性生活无要求及快感缺乏。临床上此类症状常被忽视或遗漏，但此类症状的识别不仅有利于诊断，也有利于更全面地了解患者的病情。性欲减退与情绪低落是一致的。有些患者勉强维持有性行为，但无法从中体验到乐趣。性欲减退可以引起夫妻感情问题，而这一问题又会加重抑郁症状。女性患者在抑郁发作期可能会出现闭经。在出现闭经的抑郁症患者中，有时月经的恢复常预示着抑郁症即将好转。

### 3. 精力减退

主要表现为无精打采，疲乏无力，懒惰，什么事情都不愿干。有时与精神运动性迟滞相伴随。

### 4. 晨重暮轻

情绪在晨间加重，傍晚减轻。患者清晨一睁眼，就在为新的一天担忧。在傍晚或晚间症状则有所减轻。此症状是"内源性抑郁"的典型表现之一。有些抑郁症患者的症状则可能在下午或晚间加重。

### 5. 食欲无常

多数抑郁症患者表现为食欲减退，进食量少，消化功能差，常有体重减轻，也有少数患者表现为食欲增加。轻度抑郁症患者表现为食不甘味，但进食量不一定明显减少，在短时间内患者体重改变不明显；重度抑郁症患者则食欲明显降低，体重下降明显，甚至导致营养不良。这可能与胃肠蠕动受抑制有关，便秘也是抑郁症常见的症状。

### 6. 其他症状

抑郁症的其他症状主要有口干，出汗，视物模糊，喉头肿胀，恶心、呕吐，胃部烧灼感、胃肠胀气、消化不良等。

### 七、情绪（心境）低落

抑郁症患者大多数时候显得情绪低落，感觉心情压抑，提不起精神，觉得自己如同"乌云笼罩"，经常哭泣。典型的抑郁表情是忧伤，额头紧锁，双眉间呈"川"字形。在情绪低落的情况下，患者自我评价往往降低，感到自己能力低下，不如别人，甚至觉得自己无用，什么事也干不好或干不了，产生无助或绝望感，认为个人前途暗淡，对一切毫无希望。

**1. 疲劳感、活力减退或丧失**

抑郁症患者感到自己整个人已经垮了、散了架子。患者做什么（包括自理生活）都需别人催促或推他一把，否则就根本不想动。初期常有"力不从心"的感觉，但到了后来，虽然想挣扎着做些事情，但总是坚持不下去。多数抑郁症患者会有不同程度的疲劳感，且通过休息或睡眠并不能有效地恢复精力。对工作感到困难，常不能完成工作任务。有时，疲劳感也可能与睡眠障碍有关。还有一些患者出现无助感，感觉很痛苦，甚至难于表达。但有不少患者不愿就医，他们确信医师及家人对自己的病情爱莫能助，如同自己掉进了深渊谷底，一切已无法挽回，谁也救不了。一些患者感到度日如年、极度孤独，与他人有疏远感。

**2. 兴趣减退**

绝大多数抑郁症患者会出现兴趣减退及愉快感缺乏，常无法从日常生活及活动中获得乐趣，即使对以前非常感兴趣的活动也难以提起兴趣，对通常令人愉快的环境缺乏情感反应。因此，患者常放弃原来喜欢的一些活动或爱好（如体育活动、业余收藏、社会交往等），往往连正常工作、生活享受等都一概提不起兴趣，体会不到快乐，行为退缩。

### 3. 认知症状

抑郁症患者往往出现思维活动减慢、言语活动减少、说话缓慢等症状。由于其思考过程困难，一些简单的问题也需要较长时间才能完成。决断能力明显降低，变得优柔寡断、犹豫不决，甚至对一些日常小事也难以做出决定。注意力不集中、容易分心、信息加工能力减退、对自我和周围环境漠不关心。

### 4. 焦虑或激越

很多抑郁症患者有焦虑、紧张等症状。患者忧心忡忡、坐立不安，不断地来回踱步、搓手、做无目的的动作等。

### 5. 自杀观念、自杀企图与自杀

由于抑郁症患者情绪低落，自我评价低，他们很容易自卑、自责，并感到绝望。因此，抑郁症患者很容易产生自杀观念，常比较顽固，反复出现。在自杀观念的驱使下，部分患者会产生自杀计划甚至有自杀行为。因此，对于曾经有过自杀观念或自杀未遂的抑郁症患者，应高度警惕，医师应反复提醒家属及其照料者将预防抑郁症患者自杀作为看护患者的首要任务。

## 八、老年期抑郁症症状

老年期抑郁症患者临床表现有时并不典型，其心境低落、快感缺失和兴趣减退的核心症状常被其他主诉掩盖，需仔细鉴别防止误诊。老年期抑郁症常见临床特征主要包括以下几点：

**1. 焦虑或激越明显**

焦虑或激越是老年期抑郁症患者最为常见而突出的特点。主要表现为患者过分担心、灾难化的思维与言行以及冲动易激惹等。

**2. 躯体不适主诉突出**

患者可因躯体不适及担心躯体疾病辗转就诊多家医院，主要表现为慢性疼痛的各种躯体不适症状，治疗效果均不佳。

**3. 伴有幻觉、妄想等精神病性症状**

被遗弃、贫穷、灾难以及被害等是老年期抑郁症患者妄想症状的常见内容。

**4. 自杀行为**

与年轻抑郁症患者相比，老年期抑郁症患者自杀观念频发且牢固、自杀计划周密、自杀死亡率高。严重的抑郁发作，出现幻觉、妄想等精神病性症状，焦虑或激越、自卑和孤独、躯体疾病终末期、缺乏家庭支持和经济困难等因素均可增加老年期抑郁症患者的自杀风险。

**5. 认知功能损害**

认知功能损害常与老年期抑郁症共存。60 岁后起病的抑郁症患者若长期处于抑郁期，可增加阿尔茨海默病的风险，甚至可能是阿尔茨海默病的早期表现。抑郁发作时患者认知功能损害表现为注意力不集中、记忆力变差和执行功能下降等。

**6. 睡眠障碍**

睡眠障碍包括入睡困难、易醒、早醒以及矛盾性失眠（也称主观性失眠、睡眠知觉障碍，患者过多地把实际睡眠状态感知为觉醒）。

## 九、青少年抑郁症症状

青少年抑郁症患者抑郁程度偏重，主要表现为情绪明显低落，难以坚持上学或者食欲明显下降，睡眠严重紊乱，有时整夜不睡或很少睡。

## 十、双相情感障碍

双相情感障碍是指既有抑郁发作，又有躁狂发作的一类情感障碍（既患过抑郁症又患过躁狂症）。双相情感障碍一般呈发作性病程，抑郁和躁狂可反复发作，发作次数可多可少，因人而异。有些患者抑郁发作次数较多，躁狂发作次数较少；也有些患者躁狂发作次数较多，而抑郁发作次数较少。抑郁或躁狂发作病愈后可有较长时间的正常或健康阶段。极少数的患者抑郁和躁狂可交替出现，或在某个阶段同时存在抑郁和躁狂发作。

# 第三章 抑郁症常见治疗方法

## 第一节 抑郁症中医针灸分型论治

抑郁症的中医针灸分型论治主要有以下几型：

### 1. 心脾两虚证

**临床表现：** 患者少言懒动，情绪呆痴，神思恍惚，心悸易惊，食少纳呆，情绪不稳。脉细无力，舌质淡。

**辨证：** 病程日久，思虑太过，损及心脾，心虚则神不守舍，脾虚则运化失常，聚湿成痰，迷蒙心窍而成。

**治疗原则：** 补养心脾，益气活血，化痰开窍。

**针灸取穴：** 心俞、脾俞、人中、涌泉、阳陵泉、足三里、丰隆、中脘、三阴交、膈俞、膏肓、关元、内关、合谷、照海、血海、隐白等。

**取穴依据：** 心俞穴是心之背俞穴，直达于心，能宁心安神。脾俞穴可调理脾胃，除生痰之源以治本。阳陵泉穴是胆经之合穴，有疏肝利胆之功。丰隆穴是化痰之要穴，有调理脾胃、健脾理中之效。膈俞穴是八会穴中的血会穴，有活血化瘀之功。膏肓穴善补益气血，有补虚益损之功。关元穴系小肠之募穴，任脉和足三阴经之会穴，可培元固本，有补虚固脱之功。内关穴为络穴和八脉交会穴，有宁心安神、理气止痛之功。合谷穴乃大肠经之原穴，能泄阳明之火，有通经活络，清热解表之功。血海穴乃脾经穴，是生血、活血化瘀的要穴。隐白穴乃脾经之井穴，有益气统血、开窍醒神之功。诸穴合用，共奏补养心脾、益气活血、化痰开窍之效。

### 2. 肝气郁结证

临床表现：情绪低落，多虑，消极悲观，失眠多梦，神疲乏力，心烦易怒，食少纳呆。舌质淡，苔白，脉弦滑。

辨证：肝郁气滞之证，肝喜条达，而恶抑郁，肝气郁结，气机不畅，肝气乘脾，脾失健运，痰湿内生，蒙迷心窍。

治疗原则：疏肝理气，健脾化痰，活血通窍。

针灸取穴：人中、肝俞、脾俞、足三里、丰隆、中脘、三阴交、内关、间使、神门、十宣、后溪、少商、气海、鸠尾、膻中、兴奋。

取穴依据：肝俞、脾俞二穴可直接作用于肝脾，能和肝解郁，运脾气，化痰浊，除生痰之源以治本。丰隆穴有化顽痰之效，十宣穴善清热醒神，与人中穴合用，可开窍醒神。气海穴偏于补气，有益气和血、补肾培元之功。鸠尾穴能和中降逆，化痰。膻中穴可宽胸理气。兴奋穴为经外奇穴，可治少言懒动、喜卧不动，有兴奋神经之功。诸穴合用，共奏疏肝理气、健脾化痰、活血通窍之功。

### 3. 气滞血瘀证

临床表现：孤独退缩，思维贫乏，呆滞少动，不合群，终日唉声叹气，生活懒散，喜卧不动，悲观绝望，面无表情。舌暗红，苔白少津，有瘀点，脉弦。

辨证：肝郁血瘀，痰迷心窍。

治疗原则：疏肝理气，健脾化痰，活血化瘀。

针灸取穴：百会、三阴交、太冲，行间、脾俞、肝俞、足三里、太溪、关元、血海、太阳、合谷等。

取穴依据：百会穴，属督脉位居颠顶，是足三阳和督脉的交会穴，取之以通阳开窍，可总督诸阳经之气、行气活血化瘀。三阴交穴乃足三阴经之会穴，可治疗足三阴经所主治之病症，用之健脾理中，运化水谷以扶正气。太冲穴疏肝理气。行间穴善清肝泻热，安神而治失眠。肝俞、脾俞二穴可直接作用于肝脾，能和肝解郁，运脾气，化痰浊，除生痰之源以治本。足三里穴是强身要穴，健脾理中，运化水谷以扶正气。太溪穴滋阴益肾。关元穴培元固本，具有清热利湿之效、补虚固脱之功。血海穴健脾化湿。合谷穴乃大肠经之原穴，清泄阳明之火，具有开窍醒神之功。诸穴合用，共奏疏肝理气、健脾化痰、活血化瘀之功。

**4. 气血两虚证**

临床表现：乏力倦怠，气短懒言，面色无华，心悸失眠，食少纳呆，毛发干枯，情绪低落，悲观厌世。脉沉细，苔薄白。

辨证：肝肾不足，气血双虚，脑失荣养，精神恍惚。

治疗原则：滋补肝肾，养血生发，气血双补。

针灸取穴：肝俞、脾俞、关元、足三里、三阴交、太阳、印堂、中脘、风池、内关、人中、膈俞、膏肓等。

取穴依据：肝俞、脾俞二穴直接作用于肝脾，能和肝解郁，运脾气，化痰浊，助消化。关元穴系小肠之募穴，任脉和足三阴经之会穴，可培元固本，有清热利湿之效，补虚固脱之功。足三里穴是强身健体要穴，善健脾理中，运化水谷以扶正气。三阴交穴乃足三阴经之会穴，统治足三阴经所主治的多种病症，能健脾理中，促运化，化痰浊，助消化。太阳穴是经外奇穴，和印堂穴均是久经临床验证的主治头部疾病的要穴，善治头晕头痛，太阳穴能宣泄头额之气血壅滞而清脑。中脘穴善调理脾胃，行气活血，清热化滞，健脾和胃，助消化。风池穴属胆经，是足少阳、阳维之会穴，有祛风醒脑之功。内关穴乃心之府城，有镇静安神、理气降逆、清化痰火之功。人中穴是督脉、手、足阳明之会穴，可疏调诸阳经之气而醒脑开窍。诸穴合用，共奏滋补肝肾、养血生发、气血双补之功。

## 第二节　针灸治疗临床研究

目前，很多学者在针灸治疗抑郁症方面达成共识：针灸治疗抑郁症可与药物治疗达到等同的效果，且不良反应少，对抑郁症的兼症改善比药物可靠，依从性好。尤其是对因故不能服药或不能耐受口服药物不良反应的抑郁症患者更适宜。针灸治疗抑郁症除包括临床常用的毫针针刺、电针疗法外，还有耳针、头针、穴位埋线、穴位注射等治疗方法。

### 1. 经验体会

笔者发现，针灸治疗抑郁症的常用穴位有三阴交、足三里、内关、神门、合谷、肝俞、脾俞、太阳、百会、安眠1、安眠2、太冲、关元、印堂等。

针刺以上穴位，可根据患者病情适当选择。每次取穴不宜过多。针刺方法和手法，因病因人而异。每次治疗时间 20~30 分钟，每日 1 次，10~15 次为 1 个疗程。可连续治疗 2~3 个疗程。

**2. 名家经验**

（1）马琴、周德安等采用五脏俞加膈俞为主辨证治疗原发性抑郁症患者的疗效

方法：用五脏俞加膈俞补益脏腑之不足，同时对肝郁脾虚者配合太冲、三阴交穴；对心脾不足者配合神门、三阴交穴作为辨证取穴。

结论：辨证治疗抑郁症的针灸经验方与口服盐酸氟西汀胶囊近期疗效相当，副作用较盐酸氟西汀胶囊少。临床值得推广使用。

（2）姜劲峰、徐雷等治疗抑郁症研究

方法：80 例抑郁症患者随机分为针灸药物组（25 例）、针刺药物组（25 例）、药物组（30 例）。三组均给予选择性 5-羟色胺再摄取抑制剂（SSRIs）类药物，在此基础上，针灸药物组予督脉导气针刺法，穴取百会、风府、大椎等，并温灸大椎、百会；针刺药物组仅予督脉导气针刺法。采用汉密尔顿抑郁量表（HAMD）于治疗前后评定总分和各因子评分，并评定疗效。

结果：与药物组相比，针刺药物组与针灸药物组 HAMD 阻滞、睡眠、焦虑、躯体化因子评分和总分明显改善；与针刺药物组相比，针灸药物组进一步改善了 HAMD 中的睡眠因子、认知因子评分和总分（$P<0.05$，$P<0.01$）。三组愈显率分别为 100%（25/25）、84%

（21/25），56.7%（17/30），针灸药物组优于针刺药物组（$P<0.05$）且两组均优于药物组（均 $P<0.01$）。

结论：在SSRIs类药物治疗基础上，针灸存在一定的抗抑郁效应，且针灸合用疗效优于单纯针刺。

针刺治疗主穴：神道、大椎、风府、百会、神庭、内关、三阴交。失眠健忘加头窍阴穴；多梦眩晕加肾俞、太溪穴；呆滞少动加少商、十宣穴；妄想加水沟穴；心慌、胸闷加鸠尾穴；口干、便秘加天枢、上巨虚穴。

温灸治疗：取大椎、百会穴。

药物治疗：选用一种SSRIs类药物（例如氟西汀、帕罗西汀、舍曲林等），常规剂量口服；睡眠严重障碍者临时小剂量使用苯二氮䓬类药物。针刺药物组治疗，导气法针刺+SSRIs类药物；针灸药物组治疗，导气法针刺+温灸+SSRIs类药物；药物组治疗，SSRIs类药物。三组均治疗6周评定疗效。

结论：针灸合用抗抑郁药物是治疗抑郁症的主要方法。

（3）侯献兵，赵辉等综合治疗抑郁症研究

方法：普通针刺主穴头维、膻中、期门、中脘、天枢、气海、内关、足三里、太冲。心烦者加太渊、神门穴；失眠者加申脉、照海穴；头痛者加百会、丘墟穴；耳鸣者加听会、中渚、侠溪穴；胃痛者加上脘、下脘、梁门穴；梅核气者加合谷、尺泽穴；月经不调者加三阴交、血海穴；乳腺增生者加乳根、三阴交穴；两肋胀痛者加章门穴。

结合刺络拔罐、穴位贴敷、多功能艾灸，配合健康教育等，综合治疗，效果令人满意。

### 3. 总结

综上所述，针灸治疗抑郁症有很多优点，疗效稳定、方便、安全、无副作用，患者乐于接受。相信针灸治疗抑郁症将得到越来越多的关注和发展。

## 第三节　抑郁症电针治疗

电针法是指在毫针针刺得气的基础上，应用电针仪输出脉冲电流，通过毫针作用于人体一定部位以达到防治疾病的一种针刺方法。电针疗法是运用电针法治疗的一种方法，它在传统的针灸术基础上，将脉冲电与经络、神经理论相结合，使传统针灸术有了重大发展。如脉冲电对机体的电生理效应具有特殊的治疗作用。在治疗中，通过电针仪可精确选择脉冲电波型和刺激强度，长时间自动维持"针感"，大大减少了手法捻针操作的工作量，并且电刺激方式较手捻针感更容易被患者接受，刺激量稳定，提高了治疗效果。

### 1. 电针疗法概述及临床应用

电针的适应证很广，凡对针灸有效的疾病，均可采用电针治疗。电针治疗对慢性病，各种疼痛症以及抑郁症等均有比较理想的效果。

很多学者对电针治疗抑郁症进行了大量研究和探索。如董子平（2021年）应用电针治疗抑郁症101例，其中轻度患者27例、中度患者33例、重度患者41例。取穴为百会、印堂，以电针治疗，6周为1个疗程。依据疗效标准结果显示：重度抑郁患者有效率为

73.2%，中度抑郁患者有效率为 84.8%，轻度抑郁患者有效率为 88.9%，101 例患者总有效率为 81.2%。

刘广志、贾云桂等采用电针治疗 30 例老年期抑郁状态，总有效率为 83.3%。研究发现电针对老年抑郁状态中的抑郁情绪、轻生念头、焦虑状态、焦虑躯体化症状及睡眠障碍有显著疗效。

李秋艳、董延芬（2005 年）将 52 例抑郁症住院患者随机分为治疗组 26 例、对照组 26 例。52 例患者均给予盐酸氟西汀 20 毫克，每日 1 次，治疗组在服用盐酸氟西汀的基础上加用电针治疗。取穴安眠、百会、印堂。治疗结果：各期疗效治疗组明显优于对照组，尤以前 2 周疗效显著。

金花等（2007 年）采用电针治疗抑郁症的增效作用，将 40 例抑郁症患者随机分为两组。电针组 20 例，男性 7 例、女性 13 例；对照组 20 例，男性 11 例、女性 9 例。对照组单一应用抗抑郁药。电针组采用智能电针仪合并抗抑郁药治疗，智能电针仪治疗取百会、印堂两穴，电量强度调至患者感到舒适而穴位局部皮肤肌肉有轻微抽动为限，每日治疗 1 次，每次 40 分钟，每周 6 次。疗程 8 周。治疗结果：电针组显著进步 8 例，进步 9 例，无效 3 例，有效率为 85%；对照组进步 4 例，无效 16 例，有效率为 20%。本研究结果显示：智能电针仪结合药物治疗抑郁症的疗效明显优于单纯药物治疗，而且无不良反应，尤其适用不便于增加药物剂量的老年期抑郁症或合并肝肾疾病等患者。

因此，电针治疗抑郁症疗效值得肯定，可以推广应用。

## 2. 电针冲击治疗

电针冲击治疗，也叫电针强刺激治疗，是治疗抑郁症的有效疗法之一。

常用的电针冲击治疗配穴及方法介绍如下：

疗法1：定神、头颞右侧二穴。

疗法2：安眠穴。

疗法3：百会配头颞穴。

疗法4：翳风穴。

治疗方法：采用连续波，根据患者的耐受程度可酌情增减刺激强度，可将频率、输出电量调至最大，输出电压可调为60~70伏，每次电针强刺激10~15秒，如此反复3~4次，每日治疗1次。

电针冲击治疗抑郁症患者，并发症轻微，但仍应密切观察患者的基本情况，以防意外发生。强刺激百会穴时，有时可引起癫痫发作，减少通电量即可避免。强刺激翳风穴时，可出现屏气、心率加快，甚至心律不齐和血压升高等不良反应，适当减少通电量和通电时间即可避免不良反应发生。无论采取哪组穴位治疗，应先给患者口咬湿毛巾垫，以防咬伤，特别是在针刺定神穴和头颞右侧穴时，当患者右眼紧闭、左眼圆睁时，应立即关掉电源。视患者病情及身体情况，若患者身体壮实，可连续通电2次，停止治疗后1分钟左右，患者神志可恢复正常。对年老体弱者，心脏病、高血压、糖尿病等慢性病患者不宜采取此疗法。笔者在50多年的临床实践中，已证实电针冲击治疗抑郁症是一种相对比较安全，效果明显，不良反应少的治疗方法。

## 第四节　抑郁症穴位注射疗法

穴位注射疗法是以中西医理论为指导，依据穴位作用和药物性能，在穴位注入药物以防治疾病的一种治疗方法。它通过针刺和药物对穴位进行双重刺激，调整人体的内在环境和改变病理状态，具有操作简便、适应证广、疗效高等特点，是一种较为理想的中西医结合治疗方法。

### 1. 经验体会

笔者在长期临床中辅助应用维生素 $B_1$ 注射液进行穴位注射治疗抑郁症伴幻听觉多例患者，效果理想。单用抗精神病药物，不论采取大剂量、小剂量或中等剂量的药物都无法控制患者的顽固性的幻听觉，最后辅助应用维生素 $B_1$ 注射液进行穴位注射，使大部分抑郁症患者的幻听觉都有不同程度的减轻或消失。近几年来，笔者采取此法治疗抑郁症及其他并发躯体障碍的患者，均收到满意疗效。

治疗和操作方法：

取穴：人中、印堂、足三里、三阴交、太冲、风池、安眠 2、内关、胃俞、脾俞、关元等。

方法：局部皮肤常规消毒，对准穴位，快速进针，上、下缓慢提插，探得酸胀针感后，回抽针芯，如无回血，将药液快速推入 0.5~1 毫升，体弱者推药宜慢些，剂量应少些，每次取 2~3 穴。隔日 1 次，7~10 次为 1 个疗程。采用此法，治疗癔症性精神病发作患者多例，效果显著，大多数患者治疗后症状立即缓解。目前常采用

的针剂包括维生素 $B_1$ 注射液、维生素 $B_{12}$ 注射液、黄芪注射液、丹参注射液、当归注射液等。

### 2. 名家经验

何颖妣、何方红（2008 年）进行了穴位注射结合抗抑郁药物治疗抑郁症研究，将 100 例抑郁症患者随机分为两组，每组 50 例。药物组服用盐酸帕罗西汀片 20 毫克，每日 1 次，连续治疗 3 个月；针药组应用穴位注射治疗，同时服用盐酸帕罗西汀片，服法同药物组，连续治疗 3 个月。治疗前后分别进行效果评定。结果：针药组起效更快，疗效优于药物组，不良反应较药物组少。结论：穴位注射结合抗抑郁药物治疗抑郁症起效快、不良反应少。

### 3. 总结

穴位注射疗法既有经络辨证的配合，又有药物的治疗作用，对抑郁症的治疗是一种比较有效的方法。

## 第五节　抑郁症耳针法

耳针法是指用一定方法刺激耳穴以防治疾病的一类方法。其治疗范围较广，操作方便，对抑郁症亦有一定疗效。

《灵枢·邪气藏府病形》中指出，十二经脉，三百六十五络，其血气皆上于面而走于空窍……其别气走于耳而为听。古人利用耳针除了治疗耳鸣、耳聋、耳痛等病症外，还常治疗多种全身疾病。现代医学大量研究证明，耳穴经络感传与体穴经络感传同样具有循经性，感传到达相应的脏腑和五官时能引起该器官功能的显著变化，五脏六腑穴位的功能具有脏象经络学说的特点，故耳相应的耳穴为肝、心、脾、肾等。结合西医的"原发性内源机制"学说的病损部位，取耳穴对应区皮质下、丘脑。取穴皮质下具有调节大脑皮层的作用，治疗大脑皮层兴奋和抑制功能失衡所致的疾病。丘脑是感觉的高级中枢，对人体生理活动有一定调节作用，可调节自身体温、维持个体正常的认知、情绪及睡眠等，更适合抑郁症的治疗。因此，耳穴疗法对抑郁症有一定的治疗作用。

### 1. 经验体会

耳针（耳穴贴压）治疗抑郁症常用穴位及功能如下：

心：具有安神、宁心等作用。心主神，故可治疗神经衰弱、抑郁症等。临床使用有强心作用。

肝：具有疏肝利胆作用。肝为藏血之脏，性喜条达而主疏泄，若情志不遂，肝木失于条达，此穴可疏肝解郁，健脾补中。

脾：具有健脾补气，助消化作用，可化顽痰，治疗抑郁症痰气郁结型疗效显著。

肾：具有益气、固精、补髓作用，强身之要穴，肾为先天之本，可壮水制火，对阴虚火旺型和脾肾两虚型抑郁症有一定疗效。

小肠：主化物而分清别浊，与心互为表里，故又可用于治疗心脏疾病，对心脾两虚型抑郁症可作辅助治疗。

胃：主受纳和消化食物，与脾为表里，用于治疗消化系统疾病，治疗范围较广，对多种抑郁症有较好的效果。

神门：有安神、镇静、消炎止痛的作用，是治疗各种抑郁症不可缺少的耳穴。

皮质下：临床证明，此穴能调节大脑皮层的兴奋或抑制，有止痛消炎的作用。用于大脑皮层兴奋或抑制失调而引起的各种综合征。

交感：用于治疗各种自主神经功能紊乱引起的病症，还可用于盗汗、自汗、心律不齐、心动过速等，是治疗各种抑郁症的必需用穴。

肾上腺：能调节血管，抗休克，抗感染，抗过敏并有止血、退热、止咳、治喘等功效。

枕：常用于治疗神经系统的疾病和脑膜刺激征及抗休克抢救，用于治疗头昏、头痛、抑郁症、癔症等。

耳穴贴压治疗方法：

耳穴贴压法和耳针方法基本相似，只是一种直接针刺，一种是用药籽贴压，如王不留行籽、六神丸、莱菔子、车前子等。此法较针刺操作更简便易行，花费少，且安全，无不良反应，适应证广，奏效迅速。尤其是对老年人、小孩等患者更适宜。

具体操作方法：

耳郭常规消毒后，将胶布剪成 0.7 厘米×0.7 厘米的小方块，将药籽贴附在胶布中央，可直接用镊子夹取，贴于治疗穴位上，用手指轻压穴位 1 分钟左右。每次选贴 3~6 穴，嘱患者每天自己用手把所贴的穴位逐个按压，每次每穴各按压 15 下（约半分钟），一般隔日换 1 次，两耳轮流贴压。每贴 10 次为 1 个疗程，每疗程间休息 5 天，再做第 2 疗程耳贴，以便观察停贴后的效应，并使耳郭穴位皮肤得以松弛恢复。

## 2. 名家经验

任建宁（2005 年）应用耳针治疗抑郁症 50 例，耳穴取肝、胆、心、脾、肾、神门、内分泌、皮质下、交感、小肠、胃、三焦等。每次取 5~6 穴，左右耳交替使用。结果：痊愈 19 例，好转 25 例，无效 6 例，总有效率为 88.0%。

刘金兰等（2006 年）采用耳针治疗抑郁症 36 例，结果与百忧解组对比，两组均有一定的疗效，但耳针组不良反应少，方法安全简便，患者乐于接受。随着患者抑郁状态的改善，其神经功能缺损程度亦逐渐减轻，同时患者心情好转，依从性增高，积极配合康复治疗，形成良性循环。

## 3. 总结

耳穴疗法简便有效，对人体无不良反应，且容易被患者接受，是临床行之有效的治疗抑郁症的一种方法。

## 第六节　抑郁症中药治疗

中医是中国特色的传统医学，几千年来，它在促进和保障人民健康过程中发挥着巨大作用。中医药生存之基础在于临床疗效，中医学发展之关键在于传承和创新。传承优秀中医的学术思想和治疗经验，对提高疗效、传承创新中医学术有重要意义。

### 1. 理论渊源

中医药能够治疗抑郁症，它对抑郁症的认识和理论依据早在《黄帝内经》中就有明确记载。《素问·六元正纪大论》曰："郁之甚者，治之奈何？岐伯曰：木郁达之、火郁发之、土郁夺之、金郁泄之、水郁折之。"对情志致郁的病机论述，《素问·本病论》云："人忧愁思虑即伤心……"人或愤怒，气逆上而不下，即伤肝也。历代医家对此也有研究，《金匮要略》中关于脏躁梅核气的论治，如，妇人脏躁，喜悲伤欲哭，象如神灵所作，数欠伸，甘麦大枣汤主之。妇人咽中如有炙脔，半夏厚朴汤主之。《诸病源候论》亦云："结气病者，忧思所生也。心有所存，神有所止，气留而不行，故结于内。"元代朱丹溪《丹溪心法·六郁》亦将郁症作为一个专篇，认为"气血冲和，万病不生，一有怫郁，诸病生焉。故人身诸病，多生于郁"，强调了气血的郁滞是导致许多疾病的重要原因。朱丹溪提出了"气、湿、痰、热、血、食"六郁之说，创立了中医对郁症的认识和治疗内容。而明代虞抟在《医学正传》中首先采用"郁症"作为病名。其以《素问·六元正纪大论》《丹溪心法·六郁》为主要依据，认为郁症是包括情志、外邪、饮食等因素所致的广义郁。元末明初王履的《医经溯洄集》列有《五郁论》的专篇，其云：凡病之起也，多由乎郁。郁者，滞而不通之义，或因所乘而为郁，或不因所乘而本气自郁，皆郁也。明确指出感受外邪及情志郁结可以成郁，并非五运独变，方可致郁。清代叶天士治郁，多为情志致郁，治疗原则涉及疏肝理气、苦辛通降、平肝熄风、清心泻火、健脾和胃、活血通络、化痰涤饮、益气养阴，对六郁间的关系也有论述。谓："郁则气滞，气滞久必化热，热郁则精液耗而不流，升降之机失度。出伤气分，久延血分。"并且注意精神治疗对郁症具有十分重要的意义，认为郁症全在病者能移情易性。

综上所述，对于郁症历代医家有不同方面的研究，总体来说，从病因上认为郁症的发病原因与七情内伤有关，多由肝郁脾虚、痰瘀阻络、肝气郁结而致。采取了疏肝解郁、化痰开窍、调畅情志、补养心脾、解郁化痰等治疗原则，并提出了治疗方案。这些给我们以后治疗和研究抑郁症的有效方法开辟了广阔天地。

### 2. 名家经验

马静等（2008 年）对围绝经期抑郁症中医治疗研究，采用甘麦大枣汤合归脾汤加减治疗更年期抑郁症，治疗组 57 例给予甘麦大枣汤合归脾汤加减治疗，对照组 56 例给予通脑宁心胶囊治疗。结果显示总有效率治疗组为 96.49%、对照组为 83.93%。两组比较，差异有显著意义，提示治疗组疗效优于对照组。

白小林、杨健等（2007 年）采用该院制剂精心更年片治疗更年期抑郁症患者 50 例，显效 28 例、有效 16 例、无效 6 例，总有效率为 88%。

邹蕴钰（2007 年）采用菖蒲郁金汤治疗围绝经期抑郁症 35 例，结果显示总有效率为 82%。

王蓓（2007 年）采用温经行滞汤治疗围绝经期抑郁症的对照研究中，治疗组 60 例予温经行滞汤治疗，对照组 30 例给予倍美力片治疗。治疗组治愈率为 90%，对照组治愈率为 60%，有显著性差异，温经行滞汤治疗围绝经期综合性抑郁症有效，且明显优于对照组。

### 3. 总结

抑郁症是气机郁滞所引起的一类病症，由于情志所伤，使肝失疏泄，脾失运化，心神失养，主要以肝、脾、心受累以及气血失调所致。因此疏通气机是郁证的治疗原则。临床多根据郁证病因、病机，结合患者临床证候特征进行中医辨证施治。虽然中医药治疗抑郁症取得很好的疗效，但是，就笔者自己多年的临床经验来看，采用综合治疗抑郁症效果会更好。

## 第七节　抑郁症穴位敷贴治疗

穴位敷贴疗法是指在一定的穴位上贴敷中药，通过药物和穴位刺激的共同作用以防治疾病的方法。它通过经络"内属脏腑，外络肢节，沟通表里，贯通上下"的作用，用适当的药物外敷相关穴位，可调节阴阳气血，调整脏腑功能，恢复大脑皮质的正常调节功能，改善或者消除抑郁症患者头昏脑涨、失眠健忘、神疲乏力、心烦急躁、悲观失望、情绪低落等症状，促使患者早日康复。

1. **敷贴方法**

抑郁症药物敷贴方法很多，从敷贴的部位来看，有敷贴于脐部的（也称敷脐法），有敷贴于足心的（涌泉穴），也有敷贴于其他有一定治疗作用的穴位上。具体操作方法：将中药处方晒干或烘干，研为极细粉末装瓶备用。用时根据用量多少，用食醋加适量透皮剂调成糊状敷于选取的穴位上，用无菌纱布覆盖后再用胶布固定。

2. **注意事项**

一是药物敷贴法治疗抑郁症要注意做好局部消毒，以免发生感染。

二是要做到辨证选药，严禁对敷药禁忌证患者进行药物敷贴治疗。

三是所取穴位不宜过多，贴敷面积不宜过大，时间不宜过久。

四是要重视不良反应。一些刺激性较大或辛辣性的药物对皮肤有一定的刺激，有些患者敷贴后可出现皮肤过敏现象。对胶布或伤湿止痛膏过敏、敷贴部位皮肤有破损者及伴有重病者，不宜采用敷贴治疗。

### 3. 常用部位及药物

治疗抑郁症患者敷贴取穴常以涌泉、神阙穴为主要施治穴位。在笔者长期临床敷贴治疗中，临床经验是采用中成药敷贴治疗，主要有以下几种：

（1）解郁安神颗粒

药物组成：柴胡、郁金、酸枣仁、远志、百合、大枣、炙甘草、浮小麦等。

功能与主治：具有疏肝解郁、安神定志功效。可用于治疗情志不舒、肝郁气滞等症。

（2）六神丸

药物组成：麝香、牛黄、雄黄、蟾酥、冰片、珍珠、百草霜等。

功能与主治：具有清热解毒、醒神开窍等功效。

（3）舒眠胶囊

药物组成：酸枣仁、合欢皮、合欢花、灯心草、柴胡、白芍、僵蚕、蚕蛹等。

功能与主治：具有疏肝解郁、宁心安神功效。用于治疗肝郁神伤所致的失眠，精神抑郁或急躁易怒，失眠多梦，心悸，头痛眩晕等症。

（4）安神膏

药物组成：朱砂 50 克、石菖蒲 50 克、炒酸枣仁 50 克、夜交藤 30 克、远志 30 克、二甲基亚砜 40 毫升（浓度 50%）、蜂蜜 50 克。

制作方法：将朱砂、石菖蒲、炒酸枣仁、夜交藤、远志共研成细粉，过 100 目筛，蜂蜜炼至滴水成珠，将药粉与蜂蜜同二甲基亚砜混合，加工成硬膏状，装瓶密封保存备用。

功能与主治：具有养心安神定志功效。可治疗抑郁症引起的失眠症状。

用法：每晚临睡前用热水洗脚，泡脚 30 分钟后，擦干，取安神膏适量，用手搓，捏成直径为 2 厘米左右的圆片，贴敷双足心（涌泉穴），外用胶布固定，用手指再按压双涌泉穴 3~5 分钟，每天换 1 次，贴敷 10 次为 1 个疗程。

根据笔者多年临床观察，采用安神膏敷贴涌泉双穴治疗抑郁症失眠，确实有效，大部分患者敷贴 5~6 次，睡眠就有所改善，其他焦虑情绪也得到了缓解。此治疗方法简单有效，无任何不良反应，且患者乐于接受，临床上值得推广应用。

## 第八节 抑郁症穴位埋线治疗

穴位埋线治疗是将可吸收外科缝线植入穴位内，利用线对穴位产生持续刺激作用以防治疾病的方法。其适应证广泛，尤其是对中西药物久治不愈的慢性病、疑难病症，往往能获得意想不到的效果。

穴位埋线后，羊肠线在体内软化、分解、液化和吸收时，对穴位产生的生理、物理及化学刺激可长达20天或更长时间，从而对穴位产生一种缓慢、柔和、持久、良性的"长效针感效应"，可长期发挥疏通经络作用，达到"深纳而久留之，以治顽疾"的效果。穴位埋线每间隔15~20日进行1次，因而是一种长效、低创痛的针灸疗法。

**1. 操作方法**

埋线操作方法非常简单，首先选好穴位，对穴位及其周围皮肤进行常规消毒后，做好标记，将消毒过的羊肠线按需要的长度剪取一段，放置在穿刺针管内的前端，以左手拇指和食指绷紧或捏起进针部位的皮肤，右手持针，快速刺进皮肤，然后将针送至所需要的深度，待针刺部位出现酸、麻、胀感后，即将针芯套入针管内，边推针芯边退针，将羊肠线植入穴位内；针孔用碘伏或75%乙醇（酒精）消毒后，贴创可贴，治疗完成。

**2. 注意事项**

明确诊断，制订好治疗计划。治疗前要做好与患者的沟通工作，以使患者密切配合，这是提高埋线效果的关键。

**3. 常用埋线穴位**

治疗抑郁症取穴要视患者的病情，要灵活运用，对症选穴。如患者抑郁症合并肠胃功能紊乱症状，伴有食少纳呆、胃脘胀满、大便干燥等可配合埋线进行综合治疗，效果非常理想。取穴：足三里、中脘、脾俞、肝俞、胃俞、内关等。患者有焦虑、失眠等可酌情取神门、三阴交、安眠、心俞等穴。

大部分患者埋线后 3~5 天，胃肠功能即有所改善，一旦患者食欲增加，胃脘胀满等症状就会减轻或消失，这就提高了患者的治疗信心，其病情好转得就快。

### 4. 现代研究

近代有很多学者都做有关埋线治疗抑郁症的研究。例如徐世芳、庄礼兴等（2007 年）发表了《针刺与埋线干预对抑郁大鼠中枢单胺类神经递质的影响》一文，他们探讨针刺与埋线治疗抑郁症疗效差异和作用机制。得出结论：针刺与埋线对抑郁模型大鼠均有效，其作用机制具有相似性，均可通过调节中枢单胺类神经递质而发挥治疗作用。

岳延荣（2005 年）采用五脏俞穴位埋线治疗抑郁症 46 例的疗效观察。结果：通过 1 个疗程的治疗，46 例中显效 10 例，有效 31 例，无效 5 例。有效率达 89.1%。除 5 例无效外，其余患者均在 1 个疗程治疗后症状即有减轻。

### 5. 总结

埋线疗法是针灸学中常用的一种方法，它通过针具与羊肠线在穴内产生的生物物理作用和生物化学变化，将刺激信息和能量通过经络传入大脑内。它的操作过程包括了穴位封闭、刺血、割治、针刺等疗法，是多重效应于一体的复合疗法。它没有针灸作用时间短、疗效不巩固、易复发等缺点。

## 第九节　抑郁症西药治疗

### 一、抗抑郁药物

抗抑郁药物是一类主要用于治疗和预防各种抑郁障碍的药，也可用于焦虑症、强迫症、恐惧症和惊恐障碍等疾患的治疗。目前抗抑郁剂有很多种，总体可分为以下几类：①三环类抗抑郁剂；②在三环类抗抑郁剂基础上研发出来的四环和杂环类抗抑郁剂；③单胺氧化酶抑制剂；④新型抗抑郁药物，即选择性 5-羟色胺再摄取抑制剂、选择性 5-羟色胺和去甲肾上腺素再摄取抑制剂等。临床上常以三环类抗抑郁剂、新型抗抑郁药物选择性 5-羟色胺再摄取抑制剂为一线用药，单胺氧化酶抑制剂和其他抗抑郁药为二线用药。

现将比较常用的抗抑郁药物介绍如下：

#### 1. 三环类抗抑郁药物

如多虑平、氯丙咪嗪。常见的不良反应有口干、便秘、视力模糊、排尿困难等，可用于各种抑郁症及神经症的治疗，轻症患者每次口服 25 毫克，每日 2 次；重症患者每次 25~50 毫克，开始小剂量服用，根据患者病情和体质，每日服 2~3 次，最大剂量每日可达100~150 毫克，由于三环类抗抑郁药物不良反应较大，再者新型抗抑郁药物的问世，临床应用有减少的趋势。针对便秘或症状较轻者建议多喝水和进食含纤维素较高的食物，如不能缓解，可口服润肠通便药物，必要时灌肠治疗。症状较重者应减量或停服，并加用拟胆碱药物。

**2. 新型抗抑郁药物**

（1）米氮平

该药对重度抑郁和明显焦虑、激越的患者疗效明显且起效较快，对患者的睡眠和食欲改善较快，对失眠和焦虑的作用可短期内见效，但对抑郁症的治疗作用通常需 2~4 周。米氮平在治疗过程中缓解焦虑症状均较理想。

用法及剂量：米氮平每片 30 毫克，开始宜小剂量服用，于晚上睡前服用，第二天或者第三天可以根据患者睡眠时数的多少，加至 30 毫克。如果治疗 10 日后，效果仍不满意者，应加大剂量为 30~45 毫克，可每早 15 毫克，每晚 30 毫克。米氮平长期疗效好、治愈抑郁症起效快，应作为临床上首选的抗抑郁药。

（2）帕罗西汀（乐友、舒坦罗、赛乐特）

不仅有抗抑郁的疗效，也有抗焦虑作用，所以对广泛性焦虑障碍、惊恐障碍，强迫症以及创伤后应激障碍等都适用。帕罗西汀早期有消化不良反应，少数患者出现嗜睡（也有失眠）。长期服用可有体重增加，引起肥胖。长期服用如停药过快，会产生停药综合征，少数患者的症状会快速恶化，引起疾病复发，因此必须缓慢停药，少数老年患者会发生震颤等不良反应。

（3）氟西汀

治疗各种抑郁症、神经性贪食症。改善抑郁症的精神运动性迟滞的症状，对睡眠过多的症状也有效。不良反应：治疗初期会产生及加重失眠、焦虑症状，严重时可引起惊恐不安、激越症状。胃肠道症状如恶心，少数有呕吐、腹泻、腹胀、食欲下降、体重下降等，服药 2 周左右不良反应可减轻。

（4）舍曲林

此药不良反应较轻，适合儿童、老年患者应用，主要用于抑郁障碍的治疗和预防，也适用于强迫症、社交焦虑障碍、心境恶劣障碍、惊恐障碍等治疗。可出现恶心，厌食，腹泻，失眠，性功能障碍等不良反应。

用法用量：开始剂量为每次 25 毫克，每日 1 次，饭后服用，2 天后，增加剂量为每日 50 毫克，每日 2 次。

（5）西酞普兰

适应证为抑郁症、惊恐障碍、强迫症、焦虑症、创伤后应激障碍以及社交焦虑障碍。不良反应少，轻微且短暂。最常见的不良反应有恶心，出汗增多，流涎减少，头痛和睡眠时间缩短等。通常在治疗开始的第 1 周或第 2 周时不良反应比较明显，随着抑郁状态的改善，不良反应会逐渐消失。

用法用量：成人开始剂量为每次 20 毫克，每日 1 次。以后可增加为每日 40 毫克。必要时可增至最高剂量每日 60 毫克，超过 65 岁的老年患者服用剂量减半，即每日 10~30 毫克。

（6）文拉法辛

适应证为抑郁症、广泛性焦虑障碍、社交焦虑障碍、惊恐障碍、创伤后应激障碍、经前期紧张症。对于迟滞性抑郁、非典型抑郁、伴焦虑的抑郁，文拉法辛比 SSRIs 有更高缓解率；相对于 SSRIs，文拉法辛起效较快，有更高的持续痊愈率。

（7）度洛西汀

适应证为抑郁症、糖尿病性周围神经痛、慢性纤维性肌痛。还可用于治疗张力性尿失禁、各种慢性疼痛障碍等。尤其适用于伴躯体疼痛症状的抑郁症患者。常见不良反应为胃肠道反应，也可使患者血压轻微升高。

（8）米那普仑

适应证为抑郁症、慢性疼痛综合征、纤维肌痛综合征；更适用于伴躯体疼痛症状的抑郁症治疗。对于抑郁症的精神运动性抑制症状、活力缺乏症状效果较好。主要不良反应有胃肠道反应、血压升高等。

（9）曲唑酮

适应证为抑郁症、焦虑症、失眠症（包括原发性和继发性）。靶症状为睡眠障碍。优点是能早期改善患者失眠症状，调整睡眠结构，改善日间功能。极少引起性功能障碍。缺点是可使血压轻微降低，或导致体位性低血压、心律失常等，不宜用于治疗合并心脏病抑郁症、心肌梗死恢复期抑郁症患者。男性患者偶见阴茎异常勃起。

（10）黛力新

为氟哌噻吨（0.5毫克）/美利曲辛（10毫克）复合制剂。适用于轻中度抑郁症，尤其是心因性抑郁、继发于躯体疾病的抑郁、更年期抑郁等。对重症抑郁效果不佳。

## 二、抗焦虑药物

抗焦虑药物是一类主要用于消除或减轻焦虑、紧张恐惧，稳定情绪，兼有镇静助眠作用的药物。这类药物一般不引起自主神经症状和锥体外系反应，过去称为弱安定剂。

抗焦虑药物的主要适应证是焦虑、紧张、恐惧、失眠。常用于治疗各种焦虑障碍、睡眠障碍、应激障碍等。目前，临床上使用的抗焦虑药物包括苯二氮䓬类和非苯二氮䓬类。苯二氮䓬类药物主要有地西泮、硝西泮、氟西泮、劳拉西泮、阿普唑仑、艾司唑仑、氯硝西泮等。非苯二氮䓬类药物有丁螺环酮等。另外，抗抑郁药物等也可缓解焦虑情绪。

常用的抗焦虑药物介绍如下：

（1）劳拉西泮

适用于焦虑障碍的治疗或缓解焦虑症状。还可缓解日常生活压力引起的焦虑或紧张，有镇静催眠、抗惊厥作用，适合老年人或者肝功能、肾功能异常的患者使用。但剂量宜小。常见的不良反应有乏力、眩晕、记忆力损伤、共济失调、锥体外系反应、震颤、视力模糊、头痛、发音不清、便秘等。

常用量：每日2次，每次1片（0.5毫克），或每早1片，每晚2片。开始宜小剂量服用（0.5毫克），缓慢加至早1毫克，晚2毫克。根据患者年龄、身体素质等来考虑用药剂量。

（2）阿普唑仑

用于焦虑症、紧张、激动、失眠症，还可用于惊恐发作等治疗。不良反应有头晕、口干、恶心、心悸、便秘或腹泻、视力模糊、精神不集中等。

用法用量：成人常用剂量，镇静治疗：每次0.4~0.8毫克（1~2

片），每日 3 次，饭后服。催眠治疗，每日 1 次，睡前服。抗癫痫、抗惊厥治疗，每日 3 次，每次 0.4 毫克，饭后服。

（3）艾司唑仑

主要用于治疗焦虑、失眠，也可用于紧张恐惧及抗惊厥治疗。不良反应有口干、嗜睡、头晕、乏力。大剂量应用可出现共济失调、震颤、皮疹等，本药物具有依赖性，但症状较轻。

用法用量：成人常用剂量，镇静治疗：每次 1~2 毫克（1~2片），每日 3 次。催眠治疗：1~2 毫克（1~2 片），睡前服。抗焦虑治疗：每次 1~2 毫克（1~2 片），每日 3 次。

（4）氯硝西泮

有抗焦虑作用。常见的不良反应有嗜睡、头晕、共济失调、行为紊乱、异常兴奋、神经过敏、易激惹、肌力减退等。

用法用量：成人常用剂量，每次 0.5 毫克，每日 2~3 次服用。治疗失眠：成人常用剂量为每次 1~2 毫克，睡前服用，每日最高剂量不超过 20 毫克。疗程不超过 3~6 个月。

50 多年来，笔者在抑郁症共病的治疗上，开展了中药、针灸、电针、穴位埋线、耳针等综合疗法，结合抗抑郁药物、抗焦虑药物等，多次尝试抗抑郁药物合并小剂量非典型抗精神病药物如喹硫平、奥氮平、利培酮等，作为治疗抑郁症的增效剂，临床效果比较理想。

笔者通过多年的临床探讨、总结，研制出 4 种不同治疗效果的药丸、散剂、胶囊，如消烦宁神丸、健脾益脑胶囊、疏肝解郁散、速眠醒神丸等。

### 三、临床研究

非典型抗精神病药物合并抗抑郁药物作为增效剂治疗难治性抑郁症，有多位学者报道。

梁海翔、任丽娜等（2008 年）应用舍曲林、喹硫平合并治疗更年期女性抑郁症的临床对照研究，探讨了舍曲林合并小剂量喹硫平治疗，对照组单用舍曲林治疗，疗程 8 周。结果：治疗 8 周末，研究组起效快，显效率高于对照组，两组不良反应均较轻微。结论：舍曲林合并小剂量喹硫平治疗更年期女性抑郁症起效快，疗效肯定，安全性高，依从性好。

因此，非典型抗精神病药物喹硫平具有抗抑郁和抗焦虑作用，舍曲林联合喹硫平治疗女性更年期抑郁症，起效快，疗效肯定，不良反应少，可在临床推广应用。

魏保华、张桢（2011 年）应用西酞普兰与阿普唑仑治疗广泛性焦虑症对照研究，探讨了西酞普兰治疗广泛性焦虑症的疗效及安全性。结论：西酞普兰治疗广泛性焦虑症疗效肯定，安全性高，依从性好。

抑郁焦虑共病，在抑郁症患者中普遍存在，在多年临床治疗经验中，采用西酞普兰治疗抑郁焦虑共病的治疗效果肯定，不良反应轻微，安全性高，且无成瘾，可作为临床一线药物使用。

王凤英、朱燕燕等（2007 年）应用帕罗西汀联合奥氮平治疗躯体障碍疗效观察，探讨帕罗西汀联合奥氮平对躯体障碍的疗效。认为盐酸帕罗西汀联合奥氮平治疗躯体障碍较单用盐酸帕罗西汀，具有疗效好，起效快，不良反应少的优点。

躯体障碍是神经症的一种特殊类型，以躯体不适和疼痛为主要临床表现，同时躯体不适和疼痛又是抑郁症状的一部分，抑郁症状缓解后，其症状也随之缓解。帕罗西汀具有较好的抗抑郁、抗焦虑作用，不良反应轻，治疗依从性好，适用于躯体障碍患者。而奥氮平作为非典型抗精神病药物，能缓解患者的抑郁、焦虑情绪。本研究结果提示：帕罗西汀联合奥氮平治疗躯体障碍疗效好，起效快，不良反应少，依从性好，值得临床推广应用。

孙润珠、薛芬等（2012 年）应用艾司西酞普兰与文拉法辛治疗躯体障碍疗效观察，比较艾司西酞普兰与文拉法辛治疗躯体障碍疗效及安全性。结果表明：两组治疗的有效率比较，文拉法辛组痊愈 4 例，显著进步 17 例，进步 6 例，无效 3 例，有效率90.0%；艾司西酞普兰组痊愈 4 例，显著进步 16 例，进步 7 例，无效 3 例，有效率为90.0%。两组有效率差异无显著性。说明艾司西酞普兰与文拉法辛治疗躯体障碍，疗效相当，但文拉法辛起效较艾司西酞普兰快，而艾司西酞普兰的药物不良反应轻，更适用于老年人及伴有躯体障碍的患者。

乔景云、于君等（2005 年）应用西酞普兰与帕罗西汀治疗抑郁症对照研究，比较西酞普兰与帕罗西汀治疗抑郁症疗效和安全性。两组疗效比较，西酞普兰组痊愈 18 例，显著进步 7 例，进步 4 例，无效 5 例，有效率 85.3%；帕罗西汀组痊愈 17 例，显著进步 6 例，进步 5 例，无效 6 例，有效率 82.4%，两组相仿。但在治疗 1 周及 2 周时西酞普兰组有效病例均显著较帕罗西汀组多。

　　两组不良反应比较：服用西酞普兰的主要不良反应有恶心6例，嗜睡5例，出汗增多4例，性功能障碍6例，症状均较轻，无须特殊处理，继续治疗后可好转。帕罗西汀组不良反应有恶心7例，嗜睡4例，畏食7例，口干5例，便秘4例，除便秘及畏食患者给予对症处理外，余均无特殊处理，继续治疗后可好转。两组比较差异均无显著性。从而认为西酞普兰是一种起效快且安全有效的抗抑郁药物。

　　李美娟、刘晓华等（2012年）应用喹硫平改善抑郁症患者焦虑失眠症状的研究。结果提示：合用小剂量喹硫平更有效改善焦虑症状，并有改善睡眠的作用。本研究还显示合并小剂量喹硫平的不良反应率同单用抗抑郁药相比，患者耐受性好。提出当抑郁症患者同时存在焦虑失眠时，抗抑郁药物治疗往往不能达到理想效果。在单用抗抑郁药物的基础上合用小剂量喹硫平能够有效改善患者的焦虑和睡眠，是一种值得临床推广应用的治疗方法。

　　朱建中、蒋幸衍等（2015年）应用米氮平与氟西汀治疗老年抑郁症对照研究，目的是比较米氮平和氟西汀对老年抑郁症的疗效和不良反应。

　　结果两组疗效比较：治疗6周末，米氮平组痊愈13例，显著进步12例，进步4例，无效1例，有效率96.7%；氟西汀组痊愈11例，显著进步12例，进步5例，无效2例，有效率为93.3%。

　　从而证实，米氮平治疗老年期抑郁症的疗效与氟西汀相仿，起效相对迅速，具有抗焦虑和改善睡眠的作用，且安全性好，服药简便，可作为老年期抑郁症临床治疗的一线用药。

陈清刚、王莹等（2007 年）应用阿立哌唑合并氟西汀治疗难治性抑郁症，探讨阿立哌唑合并氟西汀治疗难治性抑郁症的效果。

两组临床疗效比较：治疗 12 周后，合用组痊愈 7 例，显效 6 例，显著进步 4 例，无效 11 例，有效率 60.7%；单用组痊愈 2 例，显效 2 例，显著进步 5 例，无效 19 例，有效率 32.1%。两组间比较，以合用组显著较好。

两组不良反应比较：单用组有不良反应 9 例（32.1%），其中口干 3 例，恶心呕吐、头晕各 2 例，困倦、便秘各 1 例。合用组不良反应 11 例（39.3%），其中口干 4 例，恶心呕吐、头晕各 2 例，困倦、视力模糊、便秘各 1 例。不良反应均为轻度，于治疗 1 周后出现，治疗 2~3 周后不良反应逐渐自行缓解。

最后认为，阿立哌唑合并氟西汀疗效优于单用组，且起效快，不良反应未见明显增加，耐受性较好。

赵海英、李晓燕等（2008 年）用西酞普兰合并奥氮平对难治性抑郁症疗效观察，探讨西酞普兰合并奥氮平对难治性抑郁症的疗效。研究结果提示，西酞普兰合并奥氮平治疗难治性抑郁症疗效较好，起效快，未发现严重不良反应，耐受性好，值得临床推广应用。

潘秀玲、许勇等（2009 年）采用齐拉西酮对难治性抑郁症辅助治疗，探讨氟西汀联合齐拉西酮治疗难治性抑郁症的疗效和安全性。提出与单用氟西汀相比，联合齐拉西酮能较好缓解难治性抑郁症患者的抑郁及焦虑症状，说明联合齐拉西酮较单用起效更快。

邢玉栋（2009 年）采用奥氮平辅助治疗抑郁症疗效观察。研究结果发现，抗抑郁药联合小剂量奥氮平治疗抑郁症比单用抗抑郁药起效快，疗效显著，且不增加不良反应。合用组在改善睡眠、焦虑、躯体化症状方面比单用组起效快，因此，临床上对于焦虑、躯体症状较重和有明显睡眠障碍的抑郁症患者，可考虑合用小剂量奥氮平，以提高疗效。

杨泗学、张钟明（2008 年）对舍曲林合并奥氮平治疗躯体障碍的临床对照研究。发现舍曲林合并小剂量奥氮平治疗躯体障碍不仅起效较快，能迅速改善睡眠及焦虑、躯体症状，而且明显提高疗效和患者的治疗依从性，却又不明显增加药物的不良反应，因此推荐该方法临床试用。

朴胜斌、王鹏等（2007 年）对小剂量喹硫平作为增效剂治疗难治性抑郁症的疗效观察。研究显示小剂量喹硫平联合抗抑郁药物治疗难治性抑郁症 8 周末，有效率 61.5%，且不良反应较轻，耐受性好。

顾凤华、韩晓东等（2011 年）对喹硫平联合艾司西酞普兰治疗有精神病性症状的抑郁症临床观察，探讨喹硫平联合艾司西酞普兰治疗精神病性症状抑郁症患者的疗效及安全性。提出喹硫平联合艾司西酞普兰治疗有精神病性症状的单相抑郁有效，且安全性好。表明两药联合有良好的安全性，并且没有发现严重的不良反应，为患有精神病性症状抑郁症的治疗提供了新的选择。

陈振林、孙祥生等（2011 年）研究喹硫平联合帕罗西汀抗抑郁剂在双相抑郁中的应用，认为在双相障碍中，应用抑郁剂可能诱发躁狂或轻躁狂发作，或使其循环发作频率增加。喹硫平作为一种新型抗精神病药物，有些学者将其作为心境稳定剂使用。我们采用随机开放性研究，用喹硫平合并帕罗西汀治疗双相抑郁发作，观察疗效和不良反应。结果显示合并组起效快，抗抑郁效果优于单用组。认为从安全性上讲，合并组不良反应较单用组多，但两组间差异无显著性，且喹硫平的镇静和嗜睡的不良反应恰好可以用来改善抑郁状态下的失眠焦虑等症状。在双相抑郁中必须使用抑郁剂时，在充分使用心境稳定剂的基础上加用喹硫平不失为一种有效并稳妥的治疗方法。

李玉焕、高安民等（2007年）对西酞普兰合并奥氮平治疗伴躯体障碍抑郁症的对照研究，探讨西酞普兰合并奥氮平对伴有躯体症状抑郁症的治疗效果。验证了二者合用的可行性。奥氮平作为情感稳定剂，亦可以加强西酞普兰的抗抑郁作用，进而改善抑郁症患者的躯体症状。

杨辉、范征莉等（2012年）对文拉法辛与帕罗西汀治疗伴有慢性疼痛抑郁症对照研究，比较文拉法辛与帕罗西汀治疗伴有慢性疼痛抑郁症的疗效及安全性。研究结果显示文拉法辛与帕罗西汀治疗伴有慢性疼痛的抑郁症患者都有明显疗效。在治疗4周末及治疗8周末，文拉法辛组临床痊愈率及有效率均较帕罗西汀组更高，提示文拉法辛组在治疗同时具有慢性疼痛和抑郁症状的患者较帕罗西汀组疗效更好，文拉法辛具有更强的抗抑郁作用和镇痛的效果，具有起效快、作用强等特点，可作为治疗伴有慢性疼痛抑郁症的一线药物，值得临床推广。

刘珊、吕江玲等（2012年）对米氮平合并喹硫平治疗难治性抑郁症对照研究，观察米氮平合并喹硫平治疗难治性抑郁症的疗效。

米氮平合并喹硫平治疗难治性抑郁症起效更快，这可能与喹硫平加强抗抑郁效果有关。在笔者多年临床治疗抑郁症共病的疗效观察上，喹硫平合并抗抑郁剂治疗抑郁共病、躯体障碍效果较理想，确实是治疗抑郁症的增效剂。

刘华、马世民（2001年）采用氯硝西泮对抑郁症辅助治疗，探讨氯硝西泮合并阿米替林治疗抑郁症的辅助治疗作用。采用氯硝西泮合并阿米替林治疗抑郁症与单用阿米替林作对照，其结果显示合并用药的抗抑郁、抗焦虑作用均优于单一用药，且见效较快，临床观察及量表评定均如此。提示氯硝西泮能较好地治疗焦虑和失眠，改善情绪，药理上两者有协同作用，氯硝西泮增加了阿米替林的抗抑郁作用。就不良反应而言，两组不良反应无显著差异，且合并用药减少了阿米替林的用量，从而使不良反应减轻。认为氯硝西泮与阿米替林合用治疗抑郁症较单一用药效果好，不良反应轻，特别适用于合并焦虑的抑郁症患者以及既往应用其他抗抑郁药无效者。

## 第十节　抑郁症心理治疗

心理治疗在抑郁症的治疗中，占有极其重要的地位。俗话说"心病还须心药医。"这说明心理治疗的重要性。疾病心理疗法，在古代就有很多应用，如今仍然被广泛应用。心理治疗，主要是医生通过对患者的接触检查，了解其心理活动的倾向和病态心理活动的表现，然后根据患者的不同环境、不同病因、不同心理特征，采取针对性启发、解释、安慰、帮助，以便消除患者的痛苦，使其愉快地重新踏上正常的生活轨道。

　　抑郁症的发生与心理因素有关。但是，引起抑郁症的心理因素、内容性质，往往是多种多样的。在治疗时，应对不同患者采取相应的心理治疗，不能操之过急，必须多次循序渐进。要考虑到患者的情感、意识、思想和行为等方面有一定障碍，只有通过多次心理治疗，才能强化新建立的条件反射，从而改善症状。

　　心理治疗，必须在患者清醒的状态下进行，也必须取得患者的密切配合。如果患者有意识障碍或较兴奋躁动，必须先采取药物治疗，使其病情好转时才可进行心理治疗。另外，有些患者在谈到病情时，对某些敏感的问题，可能会有所忌讳、避而不谈，医生不应过多地加以询问。对患者的谈话内容，医生不宜外泄，要为患者的病情保密，要尊重患者的人格。因为这类患者的自尊心非常强烈。不少患者在谈到自己的病情时，可能会出现突然哭泣、指责、谩骂等，甚至出现更为激动的行为。对出现这类情况，医生最好不要强行制止，应让其尽可能地把积于胸中的苦闷疏泄出来，这样常可收到一定的治疗作用。

　　在采用心理治疗同时结合暗示治疗效果会更好些，即医生通过语言或结合其他药物，使患者被动地接受这种治疗的影响，如给患者一种"安慰剂"。这种药物实际作用于神经系统的药理作用不大，但通过医生的语言告诉患者这种药物的特定作用，以及某些味道和颜色的心理安慰，可达到治疗的目的。这类治疗方法，就叫作暗示治疗。譬如给梅核气抑郁症患者静脉注射10%葡萄糖酸钙时，由于药物的某些作用，使患者感到全身发热。此时医生可通过语言强化暗示，告诉患者，通过这种"热感"，你喉咙中的异物感就会"消失"，等等。患者受医生的超强化暗示，结果患者的病情会减轻或消失。葡萄糖酸钙对神经系统有一定的稳定作用。暗示治疗，只能对具有易受暗示的患者施行，特别是对歇斯底里症患者有着独特的效果。

笔者采取集体心理疗法，就是把患者集中起来，进行心理治疗的一种方法。通过一定组织形式，如举办"经验交流会""学习班"等活动。医生在活动上讲解有关抑郁症的科学知识，从而启发教育患者，让患者消除顾虑，放下思想"包袱"。另外，也可通过医生安排疗效好的患者讲解自己的病情和治疗收获。这样相互交流，可使患者了解不少有关抑郁症不同的病因和症状，积累个人同疾病做斗争的经验。通过集体学习、交流等，可使患者互相取长补短，树立正确对待疾病的态度，提高治疗信心。同时可使患者了解抑郁症的基本知识，以后密切配合治疗，早日恢复健康，恢复正常工作和学习。这种治疗方法，有一定的局限性，只适合有条件的专科医院进行。

抑郁症的发生多与精神创伤有关，即指个体从事的目的活动受到障碍，即平常所说的受"挫折"。挫折有大有小，如学习压力，工作困难、工作不顺心，恋爱受挫折，家庭破裂，高考落榜，人际关系问题，意外事故等。由于各种挫折会造成心理上不同程度的创伤，引起一系列负性反应，可对情绪、行为和个性三个方面造成影响。情绪方面，可出现发泄愤怒的攻击情绪、责怪自己、和自己过不去；或者过于迁就别人，出现紧张不安。由于挫折使其失去自信心，故而出现焦虑不安，不知从何做起，该怎么办。当情绪长期受到压抑，会使其对工作和生活失去热情，出现抑郁；或对一些事物出现冷漠的态度。在行为方面，受挫折后，可能出现一些逃避现实的行为。在个性方面，受挫折，特别是多次受挫折，会使人变得缺乏理想，生活没有远大目标，或出现一些怪癖恶习，使其个性向着不良倾向发展。

心理治疗的目的就是把各种受挫折引起的消极负性情绪，变为积极正性情绪。从生活实际出发，使他们懂得生活中的挫折是难免的。问题是如何面对挫折、战胜挫折，使自己变得更加坚强。

一般来说，一个人的知识和经验愈多，愈能提高对挫折的容忍力。知识经验多的人，遇到挫折回旋的余地大，从自身情况和客观情况出发，进行多方面的考虑，可能提出对挫折的补偿方法。如恋爱受挫折，就可能从工作、学习上补取，加强学习，认真工作。相反，知识经验不足，在遇到挫折时，可能对挫折带来的消极影响想得多，结果愈陷愈深。当然，对挫折的容忍力，往往和个人健康情况也有关系。健康状况良好，则对挫折的容忍力高，相反则差。

心理治疗对抑郁症有着重要的作用。能否取得治疗成功，一是在很大程度上取决于医生的人格，医生要有高度的责任心，对患者诚恳、严肃、热情。二是医生应具备熟练的心理治疗技术，只有较熟练的医疗技术，才能取得患者的信任，也能取得心理治疗的效果。

在心理治疗的同时，应根据不同患者的不同症状，结合药物和其他方法综合治疗，将会收到更好的效果。如患者有焦虑症状，可适当给患者加服抗焦虑药物，当患者的焦虑症状减轻后，心理治疗的成功率就会更高；如患者有胃肠功能紊乱症状，在心理治疗的同时，再配合穴位埋线，1周左右，大部分患者的消化功能就能改善，患者食欲增加，就能提高治疗信心，在双重治疗的作用下，病情就会好得更快。

## 第十一节　抑郁症工娱疗法

工娱疗法是通过劳动、体育等力所能及的活动对患者施行的一种治疗方法。其目的在于恢复患者大脑功能，对药物等治疗起到促进及巩固作用。工娱疗法，不但可增强患者的体质，加强抵抗疾病的能力，而且还可使患者增加与现实环境的接触，改变其病理过程，使患者成为一个具有积极作用的劳动者。

### 一、工娱疗法的作用

对少言懒动、孤独、退缩抑郁症患者，可使其逐步与现实接触，转移其病理体验。对慢性抑郁症患者，通过培养训练，可防止病情加重。通过有节律的劳动，可起到镇静作用，同时根据病情安排适当的劳动，可使其精力得到适当的发挥，变消极因素为积极因素。通过工娱治疗可以建立患者自信心，提高对生活的兴趣，促使疾病早日康复。

对患有失眠、食欲不振的抑郁症患者，可以增强体质，培养有规律的生活习惯，从而改善睡眠、增进食欲。

对恢复期抑郁症患者，可培养和锻炼他们恢复劳动能力，为重返工作岗位打下基础；通过工娱疗法，可观察评定疾病恢复的程度，为出院后巩固疗效提供进一步治疗措施。

工娱疗法又是病区管理的重要手段之一，开展得好可为病区管理创造有利条件，还可使病区变得安静、愉快，工作有条不紊，同时又便于观察患者病情，防止各种意外事故的发生。

通过各种方式组织学习，可提高患者的思想觉悟，树立正确的人生观、价值观。

通过健康教育，可使患者正确认识疾病的发生，提高战胜疾病的信心和勇气。

通过工娱治疗，一些患者还能学会一定的劳动技能，使具有某种专长的患者发挥专长。


## 二、工娱疗法的内容

### 1. 工疗

一般应因地制宜，根据具体情况选择。以取材方便、安全、简便、适于抑郁症患者为原则。如手工操作缝纫、刺绣、雕刻、油漆、制作各种艺术品、制毛刷、装订图书、印刷等，适度的生产劳动如种植花木、蔬菜等。

### 2. 娱疗

内容丰富多彩，日常的活动有棋类、牌类、球类、听音乐、学乐器、学唱歌、跳舞、绘画，阅读书报、看电影、看电视及参加各种有趣的游戏活动等。可由患者自行选择。

工娱疗法既然是抑郁症的重要治疗方法之一，就应把它列到与其他治疗方法同等重要的地位，不要单认为它是可有可无的文娱活动。除了重视它的治疗作用外，还应把它作为组织护理工作的一项重要内容，形式多样、内容丰富的工娱疗法是治疗抑郁症不可缺少的康复手段。

## 第十二节　抑郁症饮食疗法

营养学专家称，改变饮食结构对各种类型的抑郁症都有帮助，只要及时运用饮食调理，注意营养摄取，多数患者会减轻或康复，这就是所谓好心情与饮食有关。食物为大脑提供能量，制造神经传导物质把信息传送到身体各部位。神经传导物质包括血清素和肾上腺素等，当体内的这两种化学物质处于良性平衡状态时，人会感到心情愉快。绝大多数抑郁症患者是因为体内缺乏这样的神经传导物质而导致大脑功能降低。现在可以通过食物这种最自然的方式保持体内高浓度的血清素，进而保持心情开朗。大脑所需要的能量源往往就是食物中提供的"快乐因子"，主要包含以下几大类：

### 一、慢糖类碳水化合物

糙米、燕麦等全谷类食物，蔬菜、豆类以及小扁豆等属于缓慢释放的碳水化合物，能够持续稳定地向大脑供应葡萄糖，葡萄糖是保证大脑正常运作的"燃料"。

## 二、磷脂

磷脂可以提高记忆力，防止大脑老化。人体可以产生磷脂，也可以从鸡蛋、大豆等食物中获取，能提高大脑功能，让大脑思维更加敏捷。

## 三、氨基酸

氨基酸是组成蛋白质的基本单位，如果人体内的氨基酸缺乏，就会出现萎靡不振、精神压抑等。蛋白质是氨基酸的最好来源，可食用瘦肉、鱼、豆腐、鸡蛋等含有大量蛋白质的食物。

## 四、维生素和矿物质

人的大脑需要维生素和矿物质将葡萄糖转化为能量，每天至少食用 5 份 80 克的水果和蔬菜，尤其是绿色、多叶、含镁丰富的蔬菜。同时，镁、硒、锌是抗抑郁必备的微量元素。

## 五、日常食物选择

在日常生活中，下列食物有消除抑郁、带来快乐的功效。

深海鱼：专家指出，鱼油中的脂肪酸与常用抗抑郁药如碳酸锂有类似作用，能增加血清素，而人体内血清素浓度高时，精神会较为安定愉快。

葡萄柚：它有浓烈的香味，既可以净化思绪，也可以提神。另外富含维生素 C，不仅可增强身体抵抗力，也能对抗精神压力。

菠菜：所有的绿色果蔬中都含有叶酸，其中菠菜含量最多。医学专家指出，缺乏叶酸会导致精神抑郁。所以，可以经常食用菠菜。

南瓜：富含维生素 $B_6$ 和铁，这两种营养素都能帮助身体所储存的血糖转变成葡萄糖，补充大脑所需的能量。

低脂牛奶：含有丰富的钙，而足够的钙能使人不易紧张、暴躁与焦虑。所以，人体每天补充适量牛奶很重要。

全麦面包：能帮助人体吸收色氨酸，提供丰富的碳水化合物，还富含微量元素硒，能振奋精神。

巧克力：许多女性，尤其是当她们受到经前期综合征或不良情绪困扰时，特别想吃巧克力，这其中也有科学道理。巧克力和其他富含碳水化合物的甜食一样具有镇定作用。

牛肉：许多人为了降低胆固醇而完全忌食牛肉，结果往往会引起缺铁，使人感到抑郁。试验表明，每天吃 1 个牛肉汉堡的人比完全素食的人多吸收 50% 的铁。

辣椒：当辣椒中所含的辣椒素刺激口腔神经末梢，产生热辣辣的感觉时，大脑释放出的内啡肽会引起短暂的愉快感。

### 六、膳食调理

抑郁症并不可怕，只要及时治疗并配合膳食调理，就可能康复。下面给大家介绍几种适合抑郁症患者的日常食谱。

#### 1. 养心安神粥

原料：莲子、龙眼肉、百合各 20 克，大米 150 克。

制作：将上述中药与大米洗净后加水适量同煮成粥即可。

服用方法：每晚 1 次。

功效：补益心血，安神宁志。

**2. 远志枣仁粥**

原料：远志、炒酸枣仁、枸杞子各 15 克，大米 150 克。

制作：将上述中药与大米淘净加水适量共同煮成粥，即可食用。

服用方法：每日 1 次，睡前 1 小时服用。

功效：解郁，安神。

**3. 首乌桑葚粥**

原料：何首乌 20 克，合欢、女贞子、桑葚各 15 克，小米 150 克。

制作：将上述四味药加水煎煮，去渣取药汁 300 毫升再与小米粥同煮 5 分钟后即可。

服用方法：每日 2 次。

功效：滋补肝肾，不仅可用于抑郁症食疗，对失眠、健忘、烦躁也有很好的改善作用。

**4. 山药粥**

原料：猪瘦肉 100 克、山药 30 克。各切小块备用。

制作：锅中放入肉块、山药块，水开后撇去血沫，可加一些盐、味精调味。

服用方法：每日 1 次。

功效：补肝肾，益髓安神。

**5. 蒸百合枸杞**

原料：百合 150 克，枸杞子 100 克，蜂蜜适量。

制作：将百合、枸杞子加蜂蜜拌匀，同蒸至百合烂熟。

服用方法：每晚临睡前食用 50 克。

功效：补肾养血，清热除烦，宁心安神。

### 6. 莲子百合粥

原料：莲子、百合、粳米各 30 克。

制作：莲子、百合、粳米同煮粥。

服用方法：每日早、晚各服 1 次。

功效：宁心安神。

### 7. 甘麦饮

原料：小麦 30 克，大枣 10 枚，甘草 10 克。

制作：水煎服。

服用方法：每日早、晚各服 1 次。

功效：滋阴安神，养血，解郁。

### 8. 杞枣汤

原料：枸杞子、桑葚、大枣各等份。

制作：水煎服。

服用方法：每日早、晚各 1 次。

功效：健脾和胃，益气养血。

### 9. 赤豆薏苡仁红枣粥

原料：赤小豆、薏苡仁、粳米各 30 克，大枣 10 枚。

制作：熬粥。

服用方法：每日 3 次。

功效：健脾利湿。

**10. 枸杞肉丝冬笋**

原料：枸杞子、冬笋各 30 克，猪瘦肉 100 克，猪油、食盐、味精、酱油、淀粉各适量。

制作：炒锅放入猪油烧热，投入肉丝和笋丝炒至熟，放入其他作料即成。

服用方法：每日 1 次。

功效：滋补肝肾，活血化瘀。

## 第十三节　抑郁症养生功法保健

### 一、太极拳

#### 1. 太极拳概述及对人体作用

太极拳是中华民族的国粹之一，它不仅能调整阴阳、舒经活络、强身健体、延年益寿，同时还能防病疗疾，陶冶情操，是一项深受国内外人们喜爱的运动项目。

中医从传统中医理论角度分析，抑郁症是由于内伤七情而气机紊乱所致。正如《素问·举痛论》云："怒则气上，喜则气缓，悲则气消，恐则气下，寒则气收，炅则气泄，惊则气乱，劳则气耗，思则气结。"气机所伤，则机体阴平阳秘的内环境被打破，从而表现出身心的一系列症状。故治当调气机，平阴阳。而太极拳的精髓正是"提挈天地，把握阴阳。恬淡虚无，精神内守"，对于调整恢复患者的气机阴阳大有裨益。中医认为经络是布满人体的气血通道，发源于脏腑，布流于四肢百骸，脏腑气血失和而疾病始生。打太极拳要求以气运身，气遍身躯，可促进气血运行，疏通经络，起到疏导患者抑郁之气机的作用。《素问·上古天真论》曰："故能形与神俱，而尽终其天年……"太极拳理根于此。太极拳对于帮助抑郁症患者通畅抑郁之气机，集中其神志，有显著的疗效。并能帮助患者调气血，益脏腑，恢复失代偿的机体。太极拳是让患者思想集中在练拳上，通过松静等一系列意识活动，引起身心上变化。表现为神经系统、内分泌系统、呼吸系统、心血管系统等的变化。从而使抑郁症患者体内不平衡的阴阳环境得到改善，缓解和消除抑郁症症状，使患者早日康复。

打太极拳要求平静自然，这使大脑皮质一部分进入保护性抑制状态而得到休息。同时，打太极拳可以活跃情绪，对大脑功能起调节作用，而且打得越熟练，越要"先在心，后在身"，专心于引导动作。长期坚持，会使大脑功能得到恢复和改善，消除神经系统紊乱引起的各种慢性病。

打太极拳要求"气沉丹田"，有意地运用腹式呼吸，加大呼吸深度，因而有利于改善呼吸功能和血液循环。轻松柔和的运动，可使年老体弱者经络舒畅，新陈代谢旺盛，体质增强。

太极拳之所以在国内外逐渐得到推广，就是因为它具有防病治病的功能，对多种慢性病都有一定的预防和治疗作用。太极拳吸收了中医学的经络、腧穴、气血、脏象等理论，符合医理。吐纳之术被太极拳直接吸收，要求呼吸与动作相配合，即所谓"拳式呼吸"。

**2. 太极拳对抑郁症患者心理的作用**

患者通过对太极拳所蕴含的哲学、医学原理等方面的了解，可以重新塑造一种积极的世界观、人生观、价值观，以利于解除抑郁症状，治本以治标。太极拳充满哲学意蕴的运动内涵，有助于让人做到人与自然、人与人之间的和谐相处，塑造人们谦和的道德情操、坚韧的人格力量和恬淡无为的精神境界。太极拳要求做到松静自然，中定安舒，心平气和，谦恭礼敬等，有利于抑郁症患者在日益紧张的生活中释放身心，自己给自己解压，自己为自己治疗，以一种无为而治的心理去面对生活，面对以前无法面对的现实。

太极拳治疗抑郁症，采用传统的运动疗法治疗现代疾病，避免了大量西药应用带来的不良反应。旨在以人为本，从患者本身出发，以求自治，从生理和心理两方面提高患者自治的信心及能力，达到治病求源的目的。

## 二、五禽戏

### 1. 五禽戏的概述

五禽戏由汉代名医华佗所创，他提倡导引养生，并主张通过锻炼方式，强健筋骨延年益寿。他创编的五禽戏就是模仿五种动物的形态、动作和神志，以舒展筋骨，畅通经脉。五禽戏分为虎戏、鹿戏、熊戏、猿戏、鸟戏。常做五禽戏可以使手足灵活，血脉通畅，还能防病祛病。现代比较流行的五禽戏健身要诀：虎行——虎步寻风身体稳，左抓右抓活腰间；鹿行——鹿儿献草益延年，左顾右盼坚腰腹；熊行——熊行拍打心胸健，振肩叩腹好自来；猿行——信步猿行膝腿坚，一步一蹲身心健；鸟（鹤）行——大鹤展翅腰背好，昂首挺身气势轩。其内涵丰富，戏理精奥，通过研究人的肢体运动与自然、社会环境的内在联系，强化意识对生命过程动态变化的控制，自觉地使生命处于一种高度的有序状态，以求身心统一，内外和谐，使人的潜能得到充分发挥。

**2. 五禽戏对人体的影响**

（1）五禽戏运动能改善人体神经系统的生理功能

五禽戏要求清静用意，精神内守，仿效五禽，意动身随，增强意念的控制能力。经常从事五禽戏运动，可使人体中枢神经系统的兴奋和抑制更加集中，不断改善神经过程的均衡性和灵活性，提高大脑的分析和综合能力，使人体能够适应外界环境的变化。习练五禽戏时，要求仿效以意导动，用联想和再现动物行走的方法在头脑中形成一整套技术动作。而五禽戏这种专一意念下的活动方式，可使大脑皮层运动区域的活动处于兴奋状态。所以，人们在紧张的学习或繁忙的工作之余练习五禽戏，既可身健体灵，又可变换大脑皮层的兴奋区域，从而使大脑得到调节和休息。在怡养心神的同时又延缓了大脑神经的衰老。

（2）五禽戏对血液循环系统的影响

五禽戏动作的路线是由各种直线、弧线、曲线为基础构成的，每个动作都包含伸展开合、虚实起落等矛盾相互转化的过程，而且在联系时必须做到转动自如，肢体舒展。这种忽高忽低、忽左忽右的运动过程，对血管与淋巴管能起到良好的机械按摩作用，使之保持应有的弹性，同时，它也有助于排除血液循环障碍及小血管痉挛，迫使阻塞或狭小的动脉两侧的小血管分支扩张，促进静脉血回流。另外，练习时还要求全身的肌肉放松，这样能反射性地引起血管扩张，使血压下降，减轻心脏负担。经常练习五禽戏对于心脏病、高血压和动脉硬化等有一定的预防和治疗效果。

（3）五禽戏对呼吸系统的影响

五禽戏运动有开、合、虚、实与呼吸结合的要求。开—实为呼；合—虚为吸。一开一合即一呼一吸。这种动态变化完全符合人体运动生理规律，它有助于强健肺脏器官，保持胸部正常的活动幅度和肺的弹性。在练习五禽戏时要求保持胸宽、腹实的状态，姿势动作要求气向下沉，即"气沉丹田"。这样能有效地放松紧张的呼吸肌，改善肺通气量。要求"以心行气，以气运身"，运用腹式呼吸法，将呼吸逐渐调节到深、长、细、缓、匀的良好运动状态，这有助于纠正不合理的呼吸方式，改善和发展肺脏的代谢功能，增加肺活量。所以，五禽戏运动能增加肺活量，提高"吸氧吐纳"的能力和肺脏的通气、换气功能，延缓呼吸系统的衰老，保障新陈代谢正常进行，以有效地预防和治疗气管炎、肺气肿等呼吸系统疾病。

（4）五禽戏对运动器官的影响

五禽戏强调"用意念引发动作"，这种动作是意念引导下的骨骼、关节和肌肉在进行螺旋形运动中产生的，它起源于腹部（丹田），通过腰部运动至四肢，达于指尖、足尖。这种螺旋形的运动，能够诱发起机体内部的自动按摩，从而加快机体的血液循环以及新陈代谢。古人云"人老先从腿开始"，这话不无道理。中老年人的腿力减弱，足膝痿软，行走乏力，下肢运动的能力下降，是人老化衰退表现出的显著特征。因此，人进入中年以后，若能坚持进行五禽戏、八段锦、太极拳等柔缓均匀的项目锻炼，就能保持骨骼应有的弹性和韧性。尤其是多练习"猿戏"中的半蹲走，使下肢各关节周围组织的营养状态得到改善，增加关节的灵活性，提高肌肉的力量和弹性，就不会出现弯腰驼背、脊柱畸形、行走不便的现象，而且对于骨骼畸形、关节变形、肌肉萎缩及退行性变化等症状有良好的预防和治疗效果。

（5）五禽戏对消化吸收系统的影响

练习五禽戏要求呼吸自然深长，可增加肺肌和膈肌的活动幅度，对胃、肠等器官起着一种按摩作用，使胃、肠、肝、肾随之发生运动，促进胃、肠、肝内脏器官的血液循环，提高胃、肠的张力、消化吸收的能力，改进体内的物质代谢，增进食欲，减少便秘现象。相关调查表明，经常练习五禽戏的人大多胃口好，大便畅通。常练习五禽戏还对某些因神经系统功能紊乱而产生的胃肠道消化不良、便秘、慢性胃肠炎等疾病有良好的预防和治疗作用。另外，练习五禽戏时要求口唇轻闭，齿轻合，舌轻抵上腭，这样有助于促进口腔唾液的分泌，防止口腔干燥，也有助于消化，唾液中的溶菌酶还具有杀灭细菌的作用。

（6）五禽戏对心理健康的影响

五禽戏运动不仅给人们带来了身体上的健康，同时，也带来了良好的心理体验，给心理健康打下基础。五禽戏锻炼能促进人的良好心境变化，最好是在早上9时、晚上7~8时，松静、自然无风的状态下进行练习，它没有剧烈运动的紧张感，能带给人的是一种悠然、轻快、宁静专一的宽松心境。多数工作学习的疲劳，疾病带来的恶劣心境等，在进行五禽戏锻炼后，疲劳、心境不佳都能得到明显改善。有研究证明，在所有情况下，成年女子在一天任何时候进行有氧体育锻炼对心境的改善都有显著的作用。另有研究表明，在平常情绪下，轻松的身体锻炼可以影响人心理的状态，并降低焦虑的程度。五禽戏运动正是轻快的有氧运动。根据人体气行圆道的相应原理，推算出人一昼夜经气循行一周与天之圆道相应，最佳呼吸为 13 500 息，比平常呼吸次数约慢 1 倍，五禽戏采用的自然呼吸和腹式呼吸相结合即循此理，经常练习五禽戏的人采用有规律的腹式呼吸，便产生良好的呼吸效果，不仅可以使人气血通畅、心胸豁达开朗，还可以使人心境乐观，有利于人的心理健康，延年益寿。

（7）五禽戏锻炼能改善人的抑郁、焦虑和紧张

目前，国内外的心理医生大多数认为，体育锻炼是治疗焦虑和抑郁的有效手段。五禽戏已成为人们康复的手段之一。有关学者认为，五禽戏是一种放松性的有氧运动，大多数练习者在这种优雅轻盈的运动中，身体得到了放松。在习练五禽戏的过程中，要求精神专注于动作，有效地消除了大脑的紧张。

（8）五禽戏锻炼能促进人的社会交往

五禽戏在我国是一项历史悠久的传统健身项目。随着社会经济的发展以及人们生活节奏的加快，许多人的人际关系日趋淡薄，习练五禽戏可成为一种增加人与人之间接触的方式。经常参加这种团体的锻炼，会使人的交往要求得到满足，有利于人们忘却工作、学习、生活等带来的烦恼，消除精神压力和孤独感。五禽戏的价值取向就是积极、健康地完善人际关系，增加社会交往，与当今和谐社会发展的趋向相一致。

### 3. 五禽戏各招式动作的健身作用分析

（1）虎戏

虎戏对应五脏肝，五行属木，木曰曲直，肝主疏泄，主藏血，体阴而用阳，性喜条达恶抑郁，肝脏疏泄不及易致人抑郁，肝在体为筋，在窍为目，因此一些抽筋及眼部疾病的病变多与肝血不能濡养有关。因此，通过练习虎戏可以调畅情志，疏肝解郁，舒筋活络，明目养神。

虎戏包括"虎举"和"虎扑"两个动作。

1）"虎举" 是由握拳、上举、握拳、下拉组成。练习时力达于指端，神发于目，顺应肝脏的条达舒畅之性，从而起到疏肝解郁的效果，对于容易抑郁、经常闷闷不乐的人可以调畅他们的情志；同时在攥拳时收紧，在上举或下落时放松，一松一紧，阴阳贯穿其中，既相互制约，又相互为用。

2）"虎扑" 是由两手上提、前伸下按、上提、下扑等动作组成。通过前俯，臀部尽量后引，使腰部得到充分拉伸刺激。中医认为"腰为肾之府"。通过腰部的锻炼，可以锻炼肾脏功能，从五行来讲肾为肝之母，调摄腰肾可以更好地濡养肝脏，使肝更好藏血，不致肝阳过亢。因此，对于预防头晕、目眩、高血压等疾病作用明显。"虎扑"中上肢沿身体两侧屈曲、伸展，而身体两侧正是肝经循行部位。通过练习，可以疏通肝经，防治气滞导致的胸胁痛。

（2）鹿戏

鹿戏的手形是"鹿角"，即中指、无名指弯曲，其余三指伸直张开，练习鹿戏时要模仿鹿轻盈安闲、自由奔放的神态。

鹿戏包括"鹿抵"和"鹿奔"两个动作。

1）"鹿抵"　是以腰部转动来带动上下肢运动，使躯干的腰胁部位一侧拧紧而对应的另一侧拉伸。

2）"鹿奔"　动作主要表现为低头、缩项、提肛、后坐，使身体前俯形成一个弓形状，命门（腰眼部位穴位）充分地后顶以调摄肾气。

鹿戏对应五脏之肾，五行属水，水曰润下，肾藏精，受五脏六腑之精而藏之以濡养五脏，为先天之本。"鹿抵"通过旋转来按摩肾部，更好地纳气和藏精。因此可起到强腰补肾、强筋健骨的功效；"鹿奔"时身体后顶可以摇动命门，更好地发挥肾脏的温煦功能。对肾阳虚衰导致的尿频、小便清长、精神衰惫、手足冷等有治疗作用。肾为先天之本，所以通过鹿戏的锻炼能够很好地起到强肾补肾的作用，通过"肾濡养五脏"提高机体抗病能力。

（3）熊戏

熊戏包括"熊运"和"熊晃"两个动作。

1）"熊运"　两手变熊掌，手指弯曲，拇指压在食指外侧第1、2指节横纹间，手掌成勺形。熊戏对应五脏之脾，"脾宜升则健，胃宜降则和"（叶桂《临证指南医案》），脾主少腹，练习时通过在腹部先顺时针画弧，向右、向上、向左、向下，再逆时针画弧，向左、向上、向右、向下的摩运，带动两胁部依次地一侧拧紧而另一侧拉长的动作，顺应脾胃的生理特性，可以升降协调平衡，维持脾胃吸纳与排泄的功能，对于因脾气虚致的泄泻也有预防和治疗作用。

2）"熊晃"　身体左右摇晃，意在锻炼两胁，通过牵拉运动两胁来调理脾胃。脾经从指开始沿着足腿内侧循行，"熊晃"通过提髋行走，加上落步的微震，可疏通脾经，有利于气血在下肢的运行。"脾主肌肉"，通过"熊晃"的练习就能提高人体的平衡能力，增强下肢力量，因此习练"熊晃"还有助于防治老年人下肢无力、肌肉萎缩症等。

（4）猿戏

猿戏对应五脏之心，五行属火。火曰炎上，其性主动。心主血脉，心藏神。因此，练习猿戏时要表现出猿的这种生性好动的个性。

猿戏包括两个手形，猿钩和握固。猿钩是五指撮拢，屈腕。握固，拇指压在无名指指根内侧。

猿戏由"猿提"和"猿摘"组成。

1）"猿提"　包括耸肩、收腹、提肛、提踵、缩胸、缩项、转头、屈肘、含胸等动作，两掌上提时，缩脖、耸肩、含胸吸气；两掌下按时，伸脖、沉肩、松腹呼气。形象地模拟心脏的一缩一舒，通过外动带动内动，通过一紧一松的练习促进心主血脉的功能。实践中在向前、向侧注视时增加眨眼动作可以把猿猴的这种俏皮的个性表现得更为传神。因此，通过练习"猿提"可按摩心脏、改善脑部供血、提高视力等。

2）"猿摘"　包括退步画弧、转头顾盼、丁步下按、上步摘果等模仿猿猴攀树摘果的动作及神态。常练习猿戏，可以改善心悸、心慌、失眠多梦、盗汗、肢冷等症状。而且，练了五禽戏中的猿戏之后，能使习练者心平气和、情志畅通、气血协调。

（5）鸟戏

鸟戏包括"鸟伸"和"鸟飞"。

1）"鸟伸" 练习时，两手相叠于腹前上举至头前上方，身体微前倾，塌腰，模仿刚出生时的幼鸟觅食时的伸长脖子的样子；随后两腿微屈下蹲时两掌下按至腹前，接着再分掌抬腿，然后单腿向后下方蹬伸，同时仰头上视，两手后摆，腿后伸，模仿鸟在单足站立时的伸懒腰姿态。实践证明，"鸟伸"这种牵拉练习对深层的膏肓穴具有刺激作用。

2）"鸟飞" 练习时平举下落、上举下落，模仿鸟在空中自由自在展翅翱翔的动作。

鸟戏对应五脏之肺，肺主一身之气，肺气宣发肃降。"鸟伸"练习的上举、下按有利于扩大胸腔，更好地吸收清气，呼出浊气，可加强肺的吐故纳新。另外，练习"鸟伸"可对膏肓穴挤压刺激，可起到降逆肺气、治疗虚劳的效果。因此，"鸟伸"对支气管炎、支气管哮喘有一定的治疗作用。"鸟飞"练习时两臂上下运动也有利于肺的吸清降浊功能；同时，手太阴肺经、手阳明大肠经循行于手臂，因此，"鸟飞"具有疏通肺经和大肠经络的功效，对肺系疾病和肠道疾病有治疗作用。

## 4. 引气归元

两掌经体侧上举至头顶，掌心向下，沿身体前缓慢下按至腹前。引气归元是将体外之气导引归入丹田，起到和气血、通经脉、理脏腑的功效。

# 第四章　抑郁症综合治疗与典型医案

　　抑郁症的治疗，根据临床实践，比较理想的治疗方法是采取综合治疗。即使单独采取某种治疗方法治疗效果不错，也多不如综合治疗效果好。譬如，当患者有抑郁症合并焦虑症状时，单独采取心理治疗，就不如配合适当的抗抑郁药物或抗焦虑药物等综合治疗方法疗效好。例如抑郁症患者伴有胃肠功能紊乱的症状，心理治疗的同时配合穴位埋线治疗等效果好。

　　综合治疗，并不意味着药物、埋线、电针冲击等治疗方法同时应用。抑郁症的治疗效果关键在于用药或其他治疗方法适当。一般认为，在心理治疗的同时，适当选择一至两种其他治疗方法比较合适。

## 第一节　抑郁症综合治疗

### 一、实行"三个结合"

　　"三个结合"是指中西医治疗相结合，药物治疗与非药物治疗（心理治疗、电针强刺激治疗、工娱治疗）相结合及院内与院外治疗相结合。所谓院外治疗就是指康复治疗，康复治疗是患者彻底治愈的基石，忽视不得！

## 二、因人因病、根据辨证类型施治

### 1. 药物治疗

笔者在挖掘祖国医学宝库、总结前人经验的基础上，遍访神州名医，梳理自己多年临床经验，在药物治疗中发现能使患者治标固本、增强机体免疫力、改善脑部微循环，调节机体代谢平衡的中药配伍良方，研制出治疗抑郁症的栗氏 1 号、栗氏 2 号、栗氏 3 号及栗氏 4 号纯中药丸，治疗常见 4 种类型的抑郁症患者。栗氏 1 号纯中药丸，治疗心脾两虚型抑郁症，主要功效是补养心脾、益气活血、化痰开窍等。栗氏 2 号纯中药丸治疗肝气郁结型抑郁症，主要功效是疏肝理气、健脾化痰、活血通窍等。栗氏 3 号纯中药丸治疗气滞血瘀型抑郁症，主要功效是疏肝理气、健脾化痰、活血化瘀等。栗氏 4 号纯中药丸治疗气血两虚型抑郁症，主要功效是滋补肝肾、养血生发、气血双补等。上述 4 种纯中药丸均为基本配方，具体治疗时还要根据患者的临床病情，再加上几味针对病症的中药作为药引子，煎水送服中药丸进行治疗。（由于笔者研制的 4 种纯中药丸目前已申请为国家保护品种，恕不详细介绍配方）

### 2. 针灸治疗

在针灸治疗方面，笔者通过多年的临床针灸治疗案例，在总结前人经验的基础上，巧妙地把针灸分成 4 个穴位组，每个穴位组治疗相对应的抑郁症常见的 4 种类型。1 组穴主要功效是治疗心脾两虚型抑郁症，2 组穴主要功效是治疗肝气郁结型抑郁症，3 组穴主要功效是治疗气滞血瘀型抑郁症，4组穴主要功效是治疗气血两虚型抑郁症。

### 3. 综合疗法

采取综合疗法要注意，患者经过短期治疗，疗效不佳时，不宜过快地改变治疗方法，应考虑药物选择是否合适，药物剂量是否适宜。改换其他治疗方法时，应从患者实际情况出发，要使患者最感痛苦的症状首先解决。如，患者焦虑、失眠严重，并对此症状深为忧虑，除了对患者进行心理治疗外，相应地给予劳拉西泮适量，或阿普唑仑适量，每晚睡前服用。如果患者最感痛苦的症状得到缓解或消除，就会增强患者的治疗信心，为争取早日治愈创造了有利的条件。

采取综合疗法，不但要根据病情，也需要考虑患者以往用药习惯和用药治疗情况，因证施治。

总之，对抑郁症的治疗，能否提高疗效，医生要对患者诚恳，需患者密切配合，才能做出正确诊断，再确定综合治疗方案，因人因病而异。之后通过对患者的治疗结果，判断治疗方法是否恰当。

## 第二节　抑郁症典型医案

### 1. 刘某，女，50岁

**主诉：** 情绪低落伴胸闷心慌半年。

**病史：** 患者半年前因家庭琐事与家人争吵后出现情绪低落、失眠，伴有胸闷、心慌、胃部不适、纳差、心情抑郁、终日唉声叹气，并说活着没意思。西医诊断为抑郁症，口服抗抑郁药物后症状稍有好转，因副作用大而停药治疗。舌苔白、脉弦。

中医诊断：　郁证，肝气郁结。

西医诊断：　抑郁症。

治疗原则：　疏肝理气解郁兼以醒神。

针灸治疗：　取穴人中、肝俞、脾俞、足三里、三阴交、内关、中脘。每次留针 30 分钟，10 次为 1 个疗程。

患者针灸治疗 5 次后，病情有所改善，但心烦、夜眠症状未减轻，加服劳拉西泮片剂午间 1 毫克、晚间 2 毫克，睡眠有所改善，但食欲仍差，又配合穴位埋线，取足三里、中脘、胃俞、脾俞等穴，隔 10 天埋线 1 次，每次埋线 3~5 穴。

综合治疗 35 天后上述症状消失。医生鼓励患者经常多与他人交流，培养自己的兴趣爱好，避免不良刺激，转移其注意力。半年后随访，病情稳定。

### 2. 徐某，女，45 岁

主诉：　情绪低落、睡眠差 1 年。

病史：　患者 1 年前出现情绪低落、睡眠差，伴月经不畅、口苦、腰疼、口唇发绀，未系统治疗，因症状持续前来就诊。舌有瘀点，苔白厚，脉涩。

中医诊断：　郁症，气滞血瘀。

西医诊断：　抑郁症。

治疗原则：　疏肝解郁，理气，活血化瘀。

针灸治疗：　取肝俞、脾俞、三阴交、太冲、内关、丰隆、气海、血海等穴。每日针刺 1 次，留针 20～30 分钟，每次取穴 3～5 穴。同时配合敷贴疗法，取神阙穴或涌泉穴。

综合治疗 10 日后，患者病情已显效，但夜眠不佳，又加服阿普唑仑片剂，早 0.2 毫克、晚 0.4 毫克，睡眠改善，综合治疗 32 天后，病情稳定，恢复正常工作和生活。一年后随访，病情稳定。

### 3. 粟某，男，56 岁

**主诉：** 失眠伴情绪低落 1 年，加重 20 天。

**病史：** 患者 1 年前出现睡眠差，易醒，易惊，多梦，烦躁，心慌，终日唉声叹气，情绪低落，神疲乏力，不欲见人，喜欢在家独处，吸闷烟，纳差等。经多家医院治疗，效果时好时坏，20 天前因家庭闹纠纷，患者病情加重，遂来我院求治。症见患者双目无神，日夜不眠，腰酸背痛难忍，坐立不安，有轻生念头等。舌淡苔白，脉弦。

**中医诊断：** 郁证，肝气郁结。

**西医诊断：** 抑郁症。

**治疗原则：** 疏肝解郁，化痰开窍，宁神定志。

**针灸治疗：** 电针治疗。取印堂、百会穴。每天治疗 1 次，每次 30 分钟。

**药物治疗：** 口服米氮平片剂，开始剂量为 15 毫克/日，服用 1 周后用药剂量增至早 15 毫克、晚 30 毫克，配合治疗 10 日后，病情有所改善，但腰背酸痛难忍仍然存在，又加服喹硫平片剂，开始剂量为 50 毫克/日，服用 10 日后用药剂量增至早 100 毫克、晚 200 毫克。

共治疗 35 天，病情改善较理想，浑身不适症状基本消失，但腰背酸痛仍然轻度疼痛，但患者已能忍受，能正常工作。

**4. 裴某，男，60 岁**

主诉：　自卑伴轻生念头 2 年余，加重伴腹部膨隆 2 周。

病史：　患者 2 年前出现自卑、郁郁寡欢、疲乏无力，记忆力下降，失眠，自觉头昏脑涨、心境抑郁，伴自杀念头、胃部不适，膨胀，难受。求治心切。曾去过多家医院检查，未有阳性结果发现。近 2 周，患者突然出现腹部膨胀，像怀孕几个月的孕妇一样，致使患者抱腹大叫，并喊叫难受，活不了啦！四处求医、检查，均未查出结果，发作时间无固定规律。

中医诊断：　郁证，肝气郁结。

西医诊断：　抑郁症伴发躯体障碍。

治疗原则：　理气解郁、健脾宁神。

针灸治疗：　电针冲击治疗。取穴为定神、右侧头颞穴；体针取足三里（双）、内关（双）、中脘、三阴交（双）穴。接通电疗机治疗约 30 分钟，患者腹部膨胀消失，每日针刺 1 次。

药物治疗：　口服舍曲林片剂上午 25 毫克、晚饭后 50 毫克，阿普唑仑片剂每次口服 0.2 毫克、每天 2 次。

治疗 1 周后，患者发作次数减少，但夜眠差。调整舍曲林片剂早、晚各口服 1 次，每次 50 毫克；阿普唑仑片剂早、晚各口服 1 次，每次 0.4 毫克；又加服喹硫平片剂早 50 毫克、晚 100 毫克，患者睡眠改善，一切症状均好转，30 天后病情基本痊愈。嘱咐患者家属，仍坚持服药，以巩固疗效。半年后随访未再发作。

### 5. 陈某，女，63 岁

**主诉：** 紧张、烦躁半年，加重伴有自杀念头等症状 3 天。

**病史：** 患者半年前因与邻居吵架后，出现紧张、烦躁，偶尔心慌、出汗，浑身不舒服等症状。曾就诊多家医院，做过多项检查，未见异常，医生诊断为焦虑症。给予口服劳拉西泮、多塞平片剂治疗 2 周，上述症状略有改善，但未完全好转。近几天来，上述症状加重，有自杀念头，身边藏有一条绳子准备自缢，结果被其女儿发现，并出现失眠，心烦，坐立不安，心慌，多汗，紧张，无故担心自己的病治不好，胆怯，多疑，右侧腿莫名难受，并说腿发急、酸胀、麻痛等，其子女和老伴轮流用手捶、捏、按摩患者右腿，稍停一会儿，患者就大哭大叫说难受，有时在地上打滚，狂呼号叫，全家人被其折腾得筋疲力尽。

**中医诊断：** 郁证，肝气郁结。

**西医诊断：** 抑郁症合并躯体障碍。

**治疗原则：** 疏肝理气、化痰醒窍。

**针灸治疗：** 立即采用电针冲击治疗，治疗方法见电针冲击疗法，取穴为头颞穴（双侧）；体针取阳陵泉（患侧）、丰隆（双侧）、内关（双侧）、三阴交（双侧）、合谷（双侧）。诸穴位轮流使用。

**药物治疗：** 口服米氮平片，开始剂量为 15 毫克，早、晚饭后服用。富马酸喹硫平片，开始剂量为口服 50 毫克，早、晚各服 1 次，根据病情，若伴有焦虑状态，加服劳拉西泮片，早、晚各服 1 毫克。

治疗 10 日后，患者躯体障碍缓解，心烦、出汗、难受症状均消失，但有时偶尔出现焦虑等，仍采取以上治疗方法，共治疗28天，患者基本痊愈。半年后随访，未见发病。

### 6. 刘某，女，43岁

主诉：紧张、焦虑伴轻生念头2年余。

病史：患者2年前经常说活着没意思，心里难受，度日如年，唉声叹气，社会交往减少，浑身不舒服，反复出现想死的念头，易于紧张、焦虑、悲观，夜眠不安，想自杀又怕孩子可怜。因症状持续前来就诊。

中医诊断：郁证，心脾两虚。

西医诊断：抑郁症。

治疗原则：补益心脾、安神定志。

针灸治疗：每日电针冲击治疗1次。取穴为安眠1（双），操作方法见电针冲击疗法。体针取穴为太冲（双）、三阴交（双）、神门（双）、内关（双）、风池（双）、足三里（双）、大陵（双）。诸穴位轮流选用。

药物治疗：口服舍曲林片、劳拉西泮片和喹硫平片。用法：舍曲林片剂早晚各1次，每次1片（50毫克），劳拉西泮片上午服1片（1毫克），下午服2片（2毫克），为强化治疗，提高疗效，加服喹硫平上午50毫克，晚100毫克。

综合治疗3周后，患者病情稳定，但有时心里有发慌、发急，担心自己的病治疗不彻底而忧愁，又继续坚持治疗2周后，以上症状基本消失。嘱咐患者家属，出院后继续坚持服药以巩固疗效。半年后随访，患者病情稳定。

### 7. 赵某，女，27岁

主诉： 情绪低落、失眠1个月余。

病史： 患者1个月前，因和丈夫发生争执，渐渐出现失眠，情绪低落，终日唉声叹气，焦虑，坐立不安，认为活在世上没意思，曾自杀未遂。伴纳差，自觉神疲乏力。舌淡红，苔薄白，脉沉细。

中医诊断： 郁证，心脾两虚。

西医诊断： 抑郁症。

治疗原则： 养心安神，健脾益气。

针灸治疗： 采取针刺后加电针治疗。取穴为三阴交、脾俞、肝俞、神门、足三里、太冲。每日电针1次。

经10天治疗后，患者抑郁情绪及其他症状均有不同程度地改善，但仍有焦虑情绪，又加服劳拉西泮片于早饭后口服1片（1毫克），晚饭后口服1片（1毫克），焦虑症状被控制，共治疗25天后，一切症状均消失，患者恢复正常工作。半年后随访，患者病情稳定。

### 8. 余某，女，47岁

主诉： 情绪低落、失眠半年余，加重伴咽部异物感半个月。

病史： 患者半年前和邻居因琐事发生争吵，出现情绪低落、失眠、心慌、胸闷、情绪低落、心情抑郁。半月前，上述症状加重伴咽部异物感，吐之不出，咽之不下。纳差，胃部不适，经多家医院检查，均无阳性结果发现，但患者自认为是患了食管癌，四处求医无果，曾诊断为抑郁症，予抗抑郁药物治疗，病情稍有好转，但咽部异物感没有减轻。为此，患者终日唉声叹气，常有轻生念头，遂来我院治疗。舌苔白、脉弦。

中医诊断：　郁证，痰气郁结。

西医诊断：　抑郁症。

治疗原则：　化痰开窍，疏肝理气。

针灸治疗：　取穴操作见肝气郁结型取穴组方。

药物治疗：　口服舍曲林和喹硫平片，1 周内早饭后服舍曲林片 50 毫克、喹硫平片 50 毫克，晚饭后口服舍曲林片 50 毫克、喹硫平片 100 毫克。

经过 32 天的治疗，患者的抑郁情绪已改善，咽部异物感减轻，患者增强了疾病的治疗信心。

经过 46 天的综合治疗，患者病情稳定，咽部异物感消失，一切症状基本稳定，已能操持家务，正常工作。1 年后随访，患者病情稳定。

### 9. 孟某，女，52 岁

主诉：　情绪低落、乏力 6 年。

病史：　患者于 6 年前因邻里纠纷调解无果，被另一方曲解，致情绪低落，终日垂头丧气，头昏脑涨，乏力，纳差等。曾去多家医院诊断为抑郁症，治疗效果均不明显。舌红胖嫩，苔薄黄，脉沉弦。

中医诊断：　郁证，心脾两虚。

西医诊断：　抑郁症。

治疗原则：　补养心脾，安神定志，兼以滋阴降火而除烦。

针灸治疗：　穴位注射疗法。取穴内关（双侧）、太冲（双侧）、足三里（双侧）。

操作方法为局部皮肤常规消毒，对准穴位，快速进针，上、下缓慢提插，探得酸胀针感后，回抽针芯，如无回血，将药液快速推入0.5~1毫升，体弱者推药宜慢些，剂量应少些，每次取2~3穴。隔日1次，7~10次为1个疗程。目前常采用的针剂包括维生素$B_1$、维生素$B_2$、黄芪注射液、丹参注射液、当归注射液等。

中药治疗： 口服疏肝解郁散（自拟方），每次1包，每日2次，饭后服用。

治疗1个疗程后，患者睡眠改善，食欲增加，其他症状也有不同程度的减轻。经过38天的综合治疗，患者恢复健康，又重新踏上了工作岗位。

**10. 贾某，女，61岁**

主诉： 情绪低落、失眠多梦2年余。

病史： 患者2年前因家庭琐事，自觉有理难辩，长期郁闷而出现失眠多梦，郁郁寡欢，伴肩背酸、胀、麻、痛，纳差，心悸，心烦，曾自杀未遂。终日苦于奔命求医，治疗效果均不太理想，前来就诊。舌苔白腻，舌质淡，脉弦细。

中医诊断： 郁证，肝气郁结。

西医诊断： 抑郁症。

治疗原则： 疏肝解郁化痰，滋阴降火，养心安神。

针灸治疗： 每日电针治疗1次，每次30分钟，取穴及操作同肝气郁结型。

药物治疗： 口服舍曲林片，早饭后50毫克、晚饭后50毫克，1周内又加服喹硫平片早饭后50毫克、晚饭后100毫克。

经过 30 天的综合治疗，患者睡眠改善，食欲也有所增加，其他不适症状也有所减轻。经过 46 天的治疗后，患者诉肩背酸胀、麻、痛等不适症状均消失。1 年后随访，患者病情稳定。

**11. 林某，男，35 岁**

主诉：不寐伴心烦易怒、反应迟钝 1 年余。

病史：患者 1 年前因其母病逝及其爱人又犯重病而出现彻夜不眠，伴心烦易怒、反应迟钝、胃肠不适，腹胀，腹痛，大便干结，纳差，自觉天昏地暗，感觉世界末日即将来临。此后即见头昏脑涨，记忆力减退，注意力不集中，自觉随时就会发疯，不能控制自己，痛苦程度已难忍受，反复出现自杀念头，每时每刻都在考虑自己的病，对未来没有丝毫的理想和追求。一般情况尚可。舌红、苔白腻、脉弦滑。

中医诊断：郁证，肝气郁结。

西医诊断：抑郁症。

治疗原则：疏肝理气，健脾化痰，活血通窍。

针灸治疗：取穴部位为人中、肝俞、脾俞、足三里、丰隆、中脘、三阴交、内关、间使、神门、十宣、后溪、少商、气海、鸠尾、膻中、兴奋。

取穴依据：肝俞、脾俞二穴可直接作用于肝脾，能和肝解郁，运脾气，化痰浊，除生痰之源以治本。丰隆穴有化顽痰之效，十宣穴善清热醒神，与人中合用，可开窍醒神。气海穴偏于补气，有益气和血，补肾培元之功。鸠尾穴能和中降逆，化痰。膻中穴可宽胸理气，兴奋穴为经外奇穴，可治少言懒动，喜卧不动，有兴奋神经之功。诸穴合用能奏疏肝理气，健脾化痰，活血通窍之功。

每次取 4~6 穴，针后接电针机通电 20~30 分钟，具体操作方法采用连续波，根据患者的耐受程度，酌情增减刺激量，可将频率、输出电量调至最大，输出电压可调为 60~70 伏，每次电针强刺激 10~15 秒，如此反复 3~4 次，每日治疗 1 次。

治疗 1 个疗程后，患者自觉病情有所好转，但胃肠不适未减轻，仍有纳差、腹胀、腹痛、大便干结等症状，酌加穴位埋线治疗。取穴为足三里（双侧）、中脘、天枢（双侧）、胃俞（双侧）、三阴交（双侧），每次埋线 3~5 穴，每 15 日埋线 1 次。

通过 30 天的针灸电疗和埋线治疗，患者一切症状均有显著改善，有时仍有焦虑不安、情绪不稳等症状出现，又加服劳拉西泮片，起始口服剂量为 0.5 毫克（半片），早饭和晚饭后服用，1 周内渐增至早饭后服 1 片（1 毫克），晚饭后服 2 片（2 毫克）。通过 45 天的综合治疗，患者对生活又有了信心，重新踏上了工作岗位。1 年后随访，患者恢复健康。

### 12. 王某，女，68 岁

**主诉：** 精神恍惚，情绪低落 6 年。

**病史：** 患者 6 年前因工作琐事和同事闹矛盾，后出现夜眠不安，精神恍惚，情绪低落，胃肠道不适，纳差，大便干结，心里难受，善叹息，常感胸闷，憋屈。疑自己患有癌症，她自感病已无法治愈，对治疗失去信心，已陷入绝望之中。多次自杀未遂。多家医院皆诊断为抑郁症，但治疗效果欠佳，具体服药不详。症见彻夜不眠，心情烦躁，神疲乏力，面色无华，形体消瘦，表情淡漠，四肢不温，双目无神，咽干。舌淡苔白，脉沉细。

中医诊断： 郁证，心脾两虚。

西医诊断： 抑郁症。

治疗原则： 补养心脾，益气活血，化痰开窍。

针灸治疗： 具体操作见第三章第一节和第三节相关内容。每日取4～6穴，常规消毒后再针刺，然后接通电源治疗20～30分钟，刺激量以患者的耐受度为准。

经过20次的针刺和电疗，患者的临床症状减轻，但食欲仍没有好转，又配合埋线治疗，取穴为足三里、中脘、脾俞（双侧）、胃俞（双侧）。通过综合治疗40天后，患者临床症状基本消失，但夜眠仍不太理想，又加服艾司唑仑片1周内早饭后服1毫克、晚饭后服1.5毫克（1.5片），通过综合治疗50天后，患者病情稳定。1年后随访，一切恢复正常，并停止服用一切药物。

### 13. 蒋某，女，47岁

主诉： 情绪不稳，夜眠欠佳3年余。

病史： 患者3年前因做生意失利，受爱人责怪，出现心情抑郁、夜眠不安，有时坐卧不安，对亲人冷淡，对任何事都漠不关心，情绪不稳，终日长吁短叹，有时搓手顿足，拔自己的头发，多次自杀未遂。在某精神病医院诊断为抑郁症，服用多种抗抑郁药物治疗，效果均不理想，后转我院治疗。症见：神情恍惚，悲伤欲哭，表情淡漠，面色㿠白，心神不宁。舌质淡红，苔薄，脉弦细。

中医诊断： 郁证，肝气郁结。

西医诊断： 抑郁症，焦虑症。

治疗原则： 疏肝理气，化痰开窍。

针灸治疗： 针刺配合电针治疗，采用连续波，根据患者的耐受程度，酌情增减刺激量，可将频率、输出电量调至最大，输出电压可调为 60~70 伏，每日电针 1 次，每次治疗（通电）20~30 分钟，取穴 2~3 对连接通电，组方穴位根据病情，灵活选用。

通过 15 天电针治疗后，患者病情已有好转，已能和病友交谈、叙家常，配合自拟疏肝解郁散，早饭、晚饭后各服 1 包（约 10 克），共治疗 32 天后，患者症状大部分消失，但仍有心烦、夜眠欠佳等症状，根据病情，又加服劳拉西泮片，早饭后服 0.5 毫克（半片），晚饭后服 1 毫克（1 片），治疗 42 天后，患者的一切症状均消失，能正常下地干农活。半年后随访，患者病情稳定。

### 14. 丁某，男，69 岁

主诉： 情绪低落，失眠 1 年余。

病史： 患者 1 年前无明显诱因出现情绪低落，失眠，伴左腿麻、胀，酸痛难忍，经医院多次各项检查无异常发现，均诊断为抑郁症。服用抗抑郁药效果不理想，终日面带愁容，唉声叹气，多次欲寻短见，但都被老伴发现而未遂。症见：情绪低落，表情痛苦，失眠，对生活失去信心，健忘。舌红，苔淡黄，脉沉弦。

中医诊断： 郁证，肝郁脾虚。

西医诊断： 抑郁症。

治疗原则： 疏肝解郁，健脾。

针灸治疗： 电针治疗，每日 1 次，每次治疗 20~30 分钟。取穴为三阴交（双侧）、脾俞（双侧）、内关（双侧）、足三里（双侧）、太阳（双侧）、印堂、太冲（双侧）。诸穴轮流使用。

药物治疗： 口服喹硫平片，早饭后服 100 毫克，晚饭后服 200 毫克。

通过 38 天的综合治疗，患者病情稳定，躯体症状得到控制，不适症状基本消失。半年后随访，患者病情稳定。

**15. 李某，女，68 岁**

主诉： 心情抑郁、烦躁失眠半年余。

病史： 患者半年前因家庭琐事闹纠纷，心情抑郁，渐渐出现烦躁失眠，伴头昏头痛，食欲不振，对一切事物失去兴趣，自觉咽中有异物，吞之不下，吐之不出。因症状逐渐加重，生活不能自理，自觉左腿麻木、痒、痛难以忍受，呃逆，胸闷，气短乏力，喜叹息，情绪低落，有轻生念头。焦虑不安，纳差，面色㿠白无华，目光呆滞。

中医诊断： 郁证，肝郁痰阻，心胆气虚型。

西医诊断： 抑郁症。

治疗原则： 疏肝解郁，化痰开窍。

针灸治疗： 因患者惧怕扎针、电疗，无奈采取耳穴贴压治疗。取穴为心、肝、脾、肾、胃、皮质下、神门、交感、内分泌、三焦等。

具体治疗和操作方法：耳郭常规消毒后，将胶布剪成 0.7 厘米×0.7 厘米的小方块，将药籽贴附在胶布中央，可直接用镊子夹取，贴于治疗穴位上，贴压后，用手指轻压穴位 1 分钟左右。每次选贴 3~6 个穴位，嘱患者，每天自己用手把所贴的穴位，逐个按压 10~15

次，每次每穴各按压 15 下（约 30 秒），一般隔日换 1 次，两耳轮流贴压。每贴 10 次为 1 个疗程，每疗程间休息 5 天，再做第 2 个疗程耳贴，以观察停贴后的效应，并使耳郭穴位皮肤得以松弛恢复。

药物治疗： 口服舍曲林片和劳拉西泮片，1 周内加至早饭后服舍曲林片 50 毫克，劳拉西泮片 1 毫克，晚饭后舍曲林片 50 毫克，劳拉西泮片 2 毫克。

通过 20 天综合治疗后，患者病情渐渐好转，自己可以料理家务，生活也可以自理，食欲改善，躯体不适症状基本消失，夜眠也积极好转，能睡眠 6 小时左右。通过 45 天的综合治疗后，患者一切症状均消失。半年后随访，患者病情稳定。

### 16. 关某，女，46 岁

**主诉：** 心情抑郁、头昏头痛 8 个月，加重 2 个月。

**病史：** 患者 8 个月前无明显诱因出现疲劳无力，反应慢，完不成工作而心情郁闷，后渐见头痛，失眠，早醒，醒后赖床难起，食欲不振，疲乏无力，四肢麻木，肩背疼痛或窜痛，时而觉酸痛如压重石，对周围事情失去兴趣，至就诊时已逾 2 个月不能正常工作及料理家务，时时有自杀念头。在某精神病医院诊断为抑郁症，服用抗抑郁药后，出现眩晕、口干、恶心等反应，遂拒绝服药。症见两目呆滞、愁容满面、端坐不动、问而不答。患者病情由家属代述。且手足冰凉、脉细小而弦而数，舌体胖大，舌质暗淡，舌苔白、厚腻。

**中医诊断：** 郁证，心脾两虚兼肝郁。

**西医诊断：** 抑郁症。

治疗原则： 温补心脾，疏肝解郁涤痰。

针灸治疗： 电针治疗。取穴为印堂、百会。每日治疗 1 次，每次 30 分钟。

药物治疗： 米氮平片，起始口服用量为每日 15 毫克，1 周后增至早 15 毫克、晚 30 毫克，并配合治疗 1 周后，患者病情有所改善，但头痛、肩背痛仍未完全消失，又加服喹硫平片，开始口服用量为每日 50 毫克，10 天后增至早 100 毫克、晚 200 毫克。

共治疗 30 天，患者病情改善较理想，浑身不适症状基本消失，已能正常工作。

### 17. 赵某，女，33 岁

主诉： 心烦急躁，失眠多梦 2 年余，加重 1 个月余。

病史： 患者 2 年前因与他人发生纠纷出现心烦急躁，失眠多梦，经当地医院检查无异常发现，诊断为神经症。服用安神补脑液及镇惊养心安神汤剂 20 剂，效果不明显，需口服佐匹克隆片方可入眠。1 个月前因情绪波动，症状加重，食欲不振，口服谷维素片、佐匹克隆片才可入睡 3 小时左右，且多梦、易醒。常有悲伤欲哭之感，记忆力明显减退，心慌，惊悸，四肢无力，头晕，胸闷气短，全身不定时游走性疼痛。患者呈慢性病容、面色萎黄，精神疲惫。查其舌体胖大，舌淡红，苔薄腻，脉弦滑。

中医诊断： 郁证，心脾两虚、肝气郁结。

西医诊断： 抑郁症。

治疗原则： 健脾养心，解郁安神，清化痰火。

针灸治疗： 电针治疗，每日取 4~6 穴，常规消毒后再针刺，然后接通电源治疗 20~30 分钟。

针刺和电疗 20 天后，患者临床症状有所减轻，但食欲仍没有好转，又配合埋线治疗。取穴为足三里（双侧）、中脘、脾俞（双侧）、胃俞（双侧）。

治疗抑郁症取穴要视患者的病情，灵活运用，对症选穴。例如患者抑郁症合并肠胃功能紊乱症状，出现食少纳呆、胃脘胀满、大便干燥等，可配合埋线综合治疗，效果非常理想。取穴为足三里、中脘、脾俞、肝俞、胃俞、内关等。患者有焦虑、失眠等可酌情取神门、三阴交、安眠、心俞等穴。

综合治疗 30 日后，患者临床症状基本消失，但夜眠仍不太理想，又加服艾司唑仑片 1 周内早饭后服 1 毫克，晚饭后服 1.5 毫克（1.5 片），经过综合治疗 40 天后，患者病情稳定。1 年后随访，患者一切恢复正常，并停止服用一切药物。

有肠胃功能紊乱症状的抑郁症患者采取埋线综合疗法，能取得满意效果。大部分患者埋线后 3~5 天，胃肠功能即有所改善，一旦患者食欲增加，胃脘胀满症状就会减轻或消失，提高了患者的治疗信心，病情好转得就快。

**18. 李某，女，24 岁**

**主诉：** 头昏脑涨、精神恍惚、失眠易怒 3 年余。

**病史：** 患者因和他人发生纠纷，精神受到刺激，出现终日头昏脑涨，精神恍惚，不能正常工作和干家务，夜不能安睡、心烦易怒、纳差、月经前后不定期、时而淋漓不净。舌红胖嫩、苔薄黄、脉沉弦。

中医诊断：郁证，肝气郁结。

西医诊断：抑郁症。

针灸治疗：取肝俞、脾俞、丰隆、三阴交、内关、少商、十宣、神门、足三里穴。留针 30 分钟，10 天为 1 个疗程。

药物治疗：口服栗氏 2 号纯中药丸，每日 2 次，早上服用 2 克、晚上服用 3 克（约 20 丸）。

治疗 2 个疗程后，患者头昏脑涨、失眠等症状明显改善。配合埋线治疗 2 次。取穴为足三里（双侧）、中脘、胃俞（双侧）。共治疗 32 天，患者一切症状均消失而出院。半年后随访，患者病情稳定，仍坚持服栗氏 2 号纯中药丸。

**19. 栗某，男，56 岁**

主诉：日夜不眠、情绪低落半年。

病史：患者半年前无明显诱因出现日夜不眠、情绪低落，终日唉声叹气，多次欲寻短见，不能干活，多家医院均诊断为抑郁症。医院开的药患者不敢吃，怕副作用大，用药断断续续，不能坚持，病情时轻时重。症见：情绪低落、坐立不安、面带愁容、失眠。舌有瘀点、苔白厚、脉弦滑。

中医诊断：郁证，肝气郁结。

西医诊断：抑郁症。

治疗原则：疏肝理气，活血化瘀。

针灸治疗：针灸加埋线，取穴人中、后溪（双侧）、间使（双侧）、三阴交（双侧）、太冲（双侧）、血海（双侧）。每次取 3~5 穴，留针 30 分钟或接通电源治疗 30 分钟，每日治疗 1 次。通过 20

日的电针治疗，患者病情改善较理想，又配合埋线治疗，每次取3~5穴（三阴交、太冲、脾俞、胃俞），均为双穴。

共治疗46天，疗效显著，出院后就能下地劳动。1年后随访，患者恢复健康。同时，配合服用栗氏2号纯中药丸，每日2次，早上服用2克，晚上服用3克，并嘱患者家属服用栗氏2号纯中药丸3个月后，可缓慢减量或停服。

### 20. 刘某，女，46岁

**主诉：** 精神抑郁、不寐3年余。

**病史：** 患者3年前无明显诱因出现失眠、心烦、易怒、悲伤欲哭、神疲乏力、多愁善感、精神抑郁、纳呆、面色萎黄无泽，遇见亲人时，未曾开言即泪流满面，到多家医院求治，均诊断为抑郁症，但疗效欠佳。舌淡苔白，脉沉细。

**中医诊断：** 郁证，心脾两虚型。

**西医诊断：** 抑郁症。

**治疗原则：** 补益心脾，安神。

**针灸治疗：** 取穴为肝俞（双侧）、脾俞（双侧）、关元、足三里（双侧）、膈俞（双侧）、膏肓（双侧）。每日治疗1次、取3~5穴。诸穴轮流使用。针后，接通电源治疗30分钟。

**药物治疗：** 口服大剂量栗氏4号纯中药丸（此药丸含有多种补养成分，可补肝肾，气血双补）。

经过30天的治疗，患者睡眠改善，食欲增加，其他临床症状也明显减轻，又继续电针治疗共45天，患者临床症状消失。半年后随访，患者病情稳定，并且做家务、下地劳动和正常人一样。

**21. 李某，女，35 岁**

主诉： 头昏脑涨、情绪低落 2 年余。

病史： 患者 2 年前无明显诱因出现头昏脑涨，情绪低落，自觉头似铁箍箍着似的，四肢酸胀、乏力、精神不振、纳差、日渐消瘦，终日总感觉活着没意思。患者曾到处求治，经专家诊断，均为抑郁症，给予抗抑郁药物米氮平片，每日 30 毫克，治疗 2 个多月，效果不太理想，经人介绍来我院治疗。症见神志清，精神差，面容愁苦，面色青黄少泽，黑眼窝，纳差，情绪低落，但自觉生不如死，浑身难受，终日疲惫不堪，对什么事都不感兴趣，夜不能眠，唉声叹气，头沉重。舌淡，苔薄白，脉沉细。

中医诊断： 郁证，气血两亏。

西医诊断： 抑郁症。

治疗原则： 气血双补、滋补肝肾。

针灸治疗： 开始以电针治疗为主，取穴见第三章第一节气血两虚证针灸穴位组，每次取 3~5 穴，针刺得气后，接通电源通电 30 分钟左右，每日治疗 1 次，诸穴轮流使用。再配合埋线治疗以改善胃脘部症状。取穴为足三里（双侧），中脘，胃俞（双侧）。埋线后 1 周左右，胃部症状即可减轻或消失。这增加了患者的治疗信心，其他症状也会消失得快。

通过 35 天的综合治疗，患者的一切症状均消失。1 年后随访，患者病情稳定，出院后没有服用任何药物。

**22. 吕某，男，56 岁**

主诉： 间断性濒死感 3 年余。加重 2 个月。

病史： 患者3年前无明显诱因在睡眠中惊醒，自觉头两侧发紧、发沉以致不能再睡，患者感觉有大难临头，濒死感，心情极为紧张，焦虑，双手颤抖、哆嗦、害怕、伴抽风样感觉，立即到当地医院急诊室就诊，多项检查均未见阳性发现，但患者不相信，说是误诊，又转至省级医院就诊，经多项检查均无异常发现，医师给予患者静脉滴注药物（具体用药不详），第二天患者感觉病情好了，要求出院，出院后上述症状仍时有发作，但患者说能耐受。2个月前症状发作频次增加，症状明显加重，曾自缢未遂，遂来我院就诊。症见：面色青黄，黑眼圈，情绪低落，夜眠不安、坐立不安、胃部不适，胃脘胀憋闷痛、大便干燥。舌红、苔黄厚腻，脉弦滑数。

中医诊断：郁证，肝气郁结。

西医诊断：抑郁症。

治疗原则：疏肝解郁和胃，理气调神。

针灸治疗：针灸或电针。取穴为人中、肝俞、脾俞、足三里、三阴交、内关、中脘。每日电针1次，每次留针30分钟，通电30分钟，10次为1个疗程。

药物治疗： 口服阿普唑仑片，起始剂量为0.2毫克（0.5片），缓慢加量，待患者惊恐发作控制即可，一般可加至早0.4毫克（1片），晚0.8毫克（2片）。

经过治疗30天后，患者的症状减轻，并配合心理治疗，综合治疗42天后患者出院，症状未再发作。嘱患者及其家属，阿普唑仑片出院后要继续服用，根据病情可适当减量，晚上服1次，每次0.4毫克（1片）。3个月后随访，患者病情稳定，未再发作，其他症状也得到很好的控制。

### 23. 何某，女，38岁

**主诉：** 情绪低落、失眠2年余。

**病史：** 患者2年前因受惊吓后出现情绪低落、失眠多梦、心烦、纳差、终日面带愁容、长吁短叹、不知料理家务、心情烦躁、心里难受等。经多家医院检查，诊断为抑郁症。曾口服舍曲林片、劳拉西泮片等药物，效果均不明显，通过别人介绍，来我院治疗。症见：情绪低落，形体消瘦、面容憔悴、夜眠欠佳、头晕烦躁、心里难受、多忧善虑、纳差。舌苔白、脉弦滑。

**中医诊断：** 郁证，肝气郁结。

**西医诊断：** 抑郁症。

**治疗原则：** 疏肝解郁散结，安神定志。

**针灸治疗：** 以针刺加电针治疗为主。取穴为人中、肝俞、足三里、三阴交、内关、中脘诸穴。每日针刺1次，接通电源，进行电针治疗。诸穴轮流选用，每次通电30分钟左右。

配合埋线治疗。取穴为足三里（双侧）、中脘、丰隆（双侧），脾俞（双侧）、胃俞（双侧）。每次选穴3~5穴，共治疗50天，病情稳定，并叮嘱患者及其家属，每隔15日，来院埋线治疗1次，预防病情复发。出院后又按时到我院埋线治疗3次，病情稳定，可正常下地劳动。1年后随访，患者病情稳定，恢复健康。

### 24. 谷某，女，68岁，退休教师

**主诉：** 情绪低落，心烦不寐2年余。

**病史：** 患者2年前因老伴去世过度悲伤导致晕厥，在医院经抢

救脱险。此后便情绪低落、心烦不寐、坐立不安，头晕头痛。到过多家医院治疗，收效甚微。慕名至我院求医。症见：情绪极度低落，双目无神，心烦，坐立不安，日夜不眠，胃部胀满难受。舌苔薄白、脉弦细。

中医诊断：郁证，心脾两虚。

西医诊断：抑郁症。

治疗原则：补养心脾，益气活血，化痰开窍。

针灸治疗：针刺加电针治疗。取穴见心脾两虚型穴位组。每日电针治疗1次，每次取3~5穴，通电30分钟，诸穴轮流选用。

药物治疗：栗氏4号纯中药丸，每日2次服用，每次3~5克，温开水送服。

通过多次心理治疗和电针治疗，口服栗氏4号纯中药丸，共治疗40天，患者病情明显改善。

# 第五章　抑郁症家庭护理

　　抑郁症的治疗刻不容缓，除了积极采取有效的治疗措施之外，心理的调适和护理也非常重要。对抑郁症来说，某种程度上护理比治疗更加重要。作为抑郁症患者身边的重要他人——家人，如能给予科学的护理，对患者的康复十分有利。在照顾抑郁症患者时应该注意什么？相信很多人对抑郁症患者的日常护理都十分关心，下面一起来了解一下抑郁症的护理方法。

　　抑郁症的康复需要科学有效的治疗手段和良好的心理护理。家庭成员应给予抑郁症患者更多的关爱，多和患者谈心交流，接纳和尊重患者，并为患者提供适当的情感宣泄途径。

　　抑郁症的家庭心理护理应建立在平等交流的基础上，家人应积极地配合抑郁症患者参与治疗，督促患者配合医生进行抑郁症的治疗，定期复诊以控制病情，减少复发的可能性。在治疗抑郁症的同时，还应考虑心理治疗。培养亲情，加强相互间的信任，帮助患者识别和纠正患者错误的想法或消极的念头，为患者提供正确的疾病认识，以帮助抑郁症患者早日康复。

　　抑郁症家庭护理，是一项相当复杂和麻烦的工作。大多数患者的家属，都迫切希望获得有关护理抑郁症患者的知识。而患者家属一旦掌握了护理患者的知识和方法，就能够正确和有效地护理好患者，能够提高抑郁症的治愈率，并且能够有效地防止抑郁症患者的自伤或伤人、自杀等不幸事件的发生，这不仅有利于抑郁症患者康复，而且有益于整个社会的安定。

我们根据多年来对抑郁症患者的观察和研究，结合积累的临床经验，对如何正确认识抑郁症，对不同的患者采取不同的护理方法，使患者在家中得到良好的照顾，尽快恢复健康，重新走上学习和工作岗位，提供如下建议。

### 一、实施心理护理

抑郁症心理护理的基础是了解患者。要求家人和陪护人员对患者症状，如情绪低落、思维迟缓、自卑、自罪、悲观失望、无用感、内疚感，甚至自伤、自杀企图和患者的心理状态、现状、诱发抑郁症主要因素、今后打算等，有详尽的了解。要主动接触患者，多与其交谈。尽管患者少语、不肯回答问题，但仍要对患者关心和照顾，进行启发和开导。从表面上看，患者是听非听、无动于衷，实际上是有效的，应坚持进行。对抑郁患者实施心理护理的方法，一般来说主要通过与患者交谈，给患者安慰、启发、劝解、诱导和支持。可以帮助患者认识自己的想法和行为不是正常心理现象。如向患者说明对什么事情都不感兴趣、对生活无信心等，都是暂时的，可以治好的，从而调动患者主观能动性，树立战胜疾病的信心。

家人和陪护人员在对患者实施心理护理过程中，要与患者之间建立起平等、信任和友好合作的关系，使患者把自伤、自杀企图告诉家人和陪护人员，从而防患于未然。

## 二、保障安全

抑郁症自杀的危险比其他病症大得多。自杀往往发生在伴有躯体症状的情况下，且成功率高。导致自杀的危险因素主要是孤独、罪恶感、疑病、持续失眠、无助、无望及消极的生活态度。因此，掌握患者病情变化规律，识别抑郁症患者的自杀企图，要采取严格的防范措施，预防自杀行为，保障患者的安全具有极为重要的意义。

### 1. 掌握患者情绪变化的规律

一般地说，具有自杀企图的患者在情感、语言、行为等表现中大都有所表露，细心的家人及陪护人员是不难发现的。但是也确实有些患者的自杀行为是难以预料的，有些后果严重的患者往往未发现明显的自杀企图。由此看来，需要掌握患者情绪变化的规律。抑郁症患者常容易早醒，清晨是抑郁情绪最严重的时候，即"晨重暮轻"，因此清晨是抑郁症患者最易发生自杀的时机。在病情严重时，患者虽有消极自杀观念，但由于思维行动迟缓，尚难实现自杀行为。当病情好转时，思维、动作的抑制减弱，而患者自杀观念仍很强时，可使其有足够的能力，周密的设计，隐瞒自己的计划，乘人不备时付诸行动。因此，对于病情改善的患者，切勿放松警惕，仍需密切观察病情，防止意外发生。

### 2. 识别患者是否隐瞒病情

值得注意的是抑郁症患者往往隐瞒自杀念头。采取各种方式骗取家人的信任，佯装愉快、勤劳，参加家务劳动，对自己患病有假批判表现，企图摆脱家人的监护。某些假象在短时间内难以识破。不少事件证明，这类患者会出人意外地采取自杀行为。

抑郁症患者常伴有食欲不振、体重减轻的躯体症状。在观察病情时，常把食欲改善、体重增加作为抑郁症患者好转的标志。当患者食欲、体重尚未改善时，病情突然好转、情感活跃、一反常态，家人应仔细观察患者言行，并收集周围人对患者的反应情况，设法识别真伪，切不可被其假象所蒙蔽，突然好转常是一种危险信号，应警惕患者有自杀企图。

### 3. 提前采取预防措施

一是对危险物品，如剪子、刀子、绳子等，要求严格管理，不要让患者单独使用或收藏这些物品，在照顾患者时，要提高警惕，不要给患者留有任何可乘之机。

二是夜间不要让患者蒙头大睡，要多观察患者睡眠情况。

三是要经常注意患者的言行，检查患者身上有无存留危险物品，或书写的字条手迹。

四是每次患者服药后要检查患者口腔，严防患者积藏大量药物后一次吞服自杀。

五是对有强烈自杀企图、多次自杀未遂的患者，应及时送医院住院治疗。

### 4. 加强生活护理

由于患者情绪低落，缺乏对生活的兴趣，有时不能主动料理生活，家属要主动督促和协助患者做好个人卫生，养成定时洗漱、按时作息的生活规律。

患者居住环境力求安静、舒适，阳光充足，颜色和谐，这些有利于患者保持情绪稳定。对生活中不能主动进食、食欲不振或厌食者，要督促其进食，保证机体有充足的能量。应选择营养丰富、易消化的食物。对于动作迟缓、进食缓慢的患者不可催促，要耐心地劝喂饮食。观察患者睡眠情况，睡眠的改善说明病情有好转。对于入眠困难或早醒者，要主动了解病情，必要时给予相应的药物处理。

许多抑郁症患者喜卧不动，要尽量劝说鼓励患者定时活动。活动的内容要根据患者的兴趣、爱好，采取多种方式，如各种娱乐活动或家务等力所能及的劳动。通过活动以分散患者的注意力，让患者回避刺激，要转移目标，缓和患者的抑郁情绪。病情轻微时，鼓励患者参加力所能及的轻微劳动。当患者能够完成任务时，会增加其自信心，感到自己仍是有用之人。

### 三、注意事项

家庭护理的首要任务是防止患者自杀，对于那些病情严重而自杀企图十分强烈的患者尤为重要，这类患者最好要有专人守护。另外，患者常常隐瞒他们的自杀企图，甚至会突然表现为情感活跃而迷惑人，这时千万不能麻痹大意。当患者从不语不动中解脱出来的时候往往最容易自杀。患者选择自杀的时间大多是人们不注意的时候，如早上起床、上厕所，家人上班或忙于其他事情的时候，有的患者甚至已经坐上餐桌而借故走开。患者采用的自杀方法是经过仔细考虑的。为了分散患者的注意力，缓和患者的抑郁心理，可根据患者的爱好和特点，采用多种方式鼓励患者参加集体活动。

不论什么原因造成的抑郁状态，抑郁症患者入睡困难，而且多梦和早醒。休息和睡眠不好，会加重抑郁症状。抑郁症患者通常在清晨症状较重，清晨也是最易发生意外的时间。所以在患者临睡前应给其创造好条件，睡前不宜与患者谈话，要设法诱导患者睡觉。如果这样，患者仍然不能入睡，可以给予相应的药物，如劳拉西泮或阿普唑仑等。

抑郁症患者常常有很重的思想"包袱"，认为自己对不起周围人，活着简直没有意思，而且抑郁症患者大多数不愿与人交流，有许多念头闷在心里，所以家里人应主动和患者谈话，了解患者的想法，并要态度诚恳地做一些劝慰工作。家属在生活上应多关心患者，对减轻抑郁症状能够起一定的作用；同时也易于了解患者的想法，从而为医生了解患者的病情和治疗提供可靠的依据。

大多数抑郁症患者食欲下降，有些患者受自责自罪的影响故意少吃食物，所以在强调对于抑郁症患者进行精神护理的同时不应忽视饮食护理，家属应在饮食上多变换花样，选择营养丰富、易于消化的食物；抑郁症患者因动作缓慢，家属在照料患者进食时要有耐心，如果频加催促会使患者发生噎食或饮食不足等。

# 参考文献

［1］张亚林. 精神病学［M］. 北京：人民卫生出版社，2005.

［2］沈渔邨. 精神病学：5版［M］. 北京：人民卫生出版社，2012.

［3］赵友文. 老年抑郁症的诊断及治疗［M］. 北京：北京大学医学出版社，2006.

［4］许凤全. 抑郁症中医特色治疗［M］. 北京：人民军医出版社，2015.

［5］王小云，杨洪艳，黄旭春. 郁症［M］. 北京：中国中医药出版社，2015.

［6］赵靖平，翟金国. 精神科常见病用药［M］. 北京：人民卫生出版社，2008.

［7］李广智. 抑郁症：2版［M］. 北京：中国医药科技出版社，2013.

［8］何小琼. 太极拳治疗抑郁症机理浅析［J］. 光明中医，2010（7）25-7.

［9］姜玉泽. 五禽戏健身养生思想与心理健康理念［J］. 搏击·武术科学，2008，5（4）：69-70.